気まぐれ断食

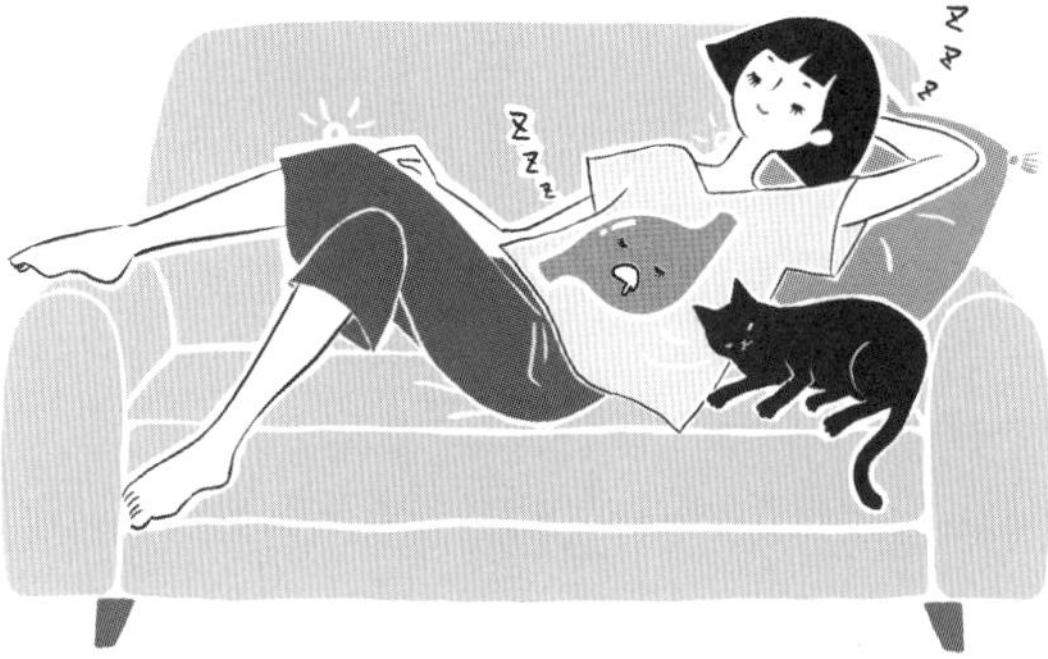

パーソナル栄養士
石川威弘

はじめに

皆さんは、断食を試したことがありますか？

数年前まで、断食は宗教的な印象が強く、怪しく見られたものでした。しかし、断食による健康効果が明らかになるにつれ認知度が上がり、断食の本もよく見かけるようになりました。私が断食を勧めるようになった頃から比べると、ごく普通の会社員や主婦の方も断食を試すようになりました。

ただ、そのなかで2つの大きな課題があると、常々感じています。1つ目は、断食のハードルを高く見積もっている人が多いこと。2つ目は、実際に断食をやってみたけれども、失敗したという人が増えてきたことです。

私のところへ相談にいらっしゃる方からは、「いろいろ調べたけれども、正しい断食のやり方がわからない」「一人でやると危ないのでは？」「断食は定期的にやらないといけない」「一度やったけれど辛くてやめてしまった」という声をよく聞きます。今この本を手に取っている皆さんも、思いあたることがないでしょうか？

実のところ、断食はハードルの高いものではありません。正しいやり方を理解していれば辛いものでもありません。体重が減ったり、頭がスッキリしたりして、むしろ楽しくなります。そして、**定期的にやらないと効果が全くないものでもないのです**。

そこで、私は「気まぐれ断食」を提案します。これは、もっと手軽に、もっと気楽に断食ができるようにと、私が考え出した断食法です。本書を読んだ皆さんが、断食を日々のフィットネスやヨガのような習慣として取り入れて、楽しみながらダイエット・健康維持をできるようになれば幸いです。

2021年9月　石川威弘

気まぐれ断食
BEFORE & AFTER

A子さんのケース

断食もダイエットも
うまくいきません

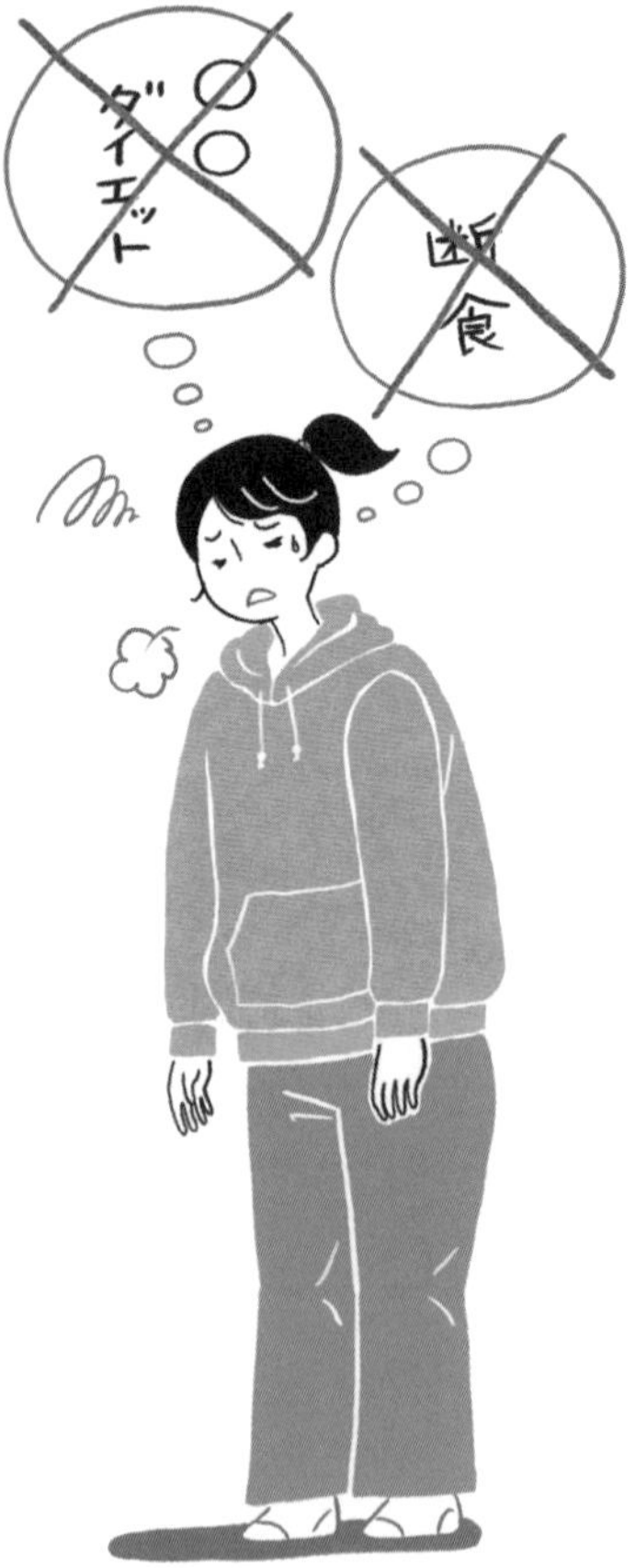

いろいろなダイエットを繰り返しては失敗してきたA子さん

「今年中にあと3キロ体重を落としたい！」「ウエストサイズをあと5センチ、ダウン！」と常日頃思い続けている、ちょっとぽっちゃり体型のA子さん。スクワットダイエット、糖質制限ダイエットなど、はやりのダイエットが出るたびに、何でも試してきました。もちろん断食も挑戦したことがあります。

でも、どれもこれも三日坊主。もともと食べることが大好きなので、ダイエット中はストレスがたまり、終わった後に好きなものを思うままに食べてしまう傾向があります。その結果、いつもリバウンド。

また、ガマンが苦手で、意志が弱い性格も失敗の一因かもしれません。でも痩せたいという思いは人一倍強いので、またいろいろなダイエットに挑戦しては失敗、を繰り返しています。

食べることが大好きなせいか
体重は標準よりもちょっと多め。
ぽっちゃり体型がいつも気になっています。
ただ、いろいろなダイエットを試してきましたが、
なかなか痩せられず、
無理をしてはストレスでリバウンド。
そんなことを繰り返している自分にウンザリ。
断食に挑戦した時も「最後まで絶食しなければダメ！」
「ガマンしないと！」という精神的プレッシャーに
押しつぶされて、ずっとイライラしていました。

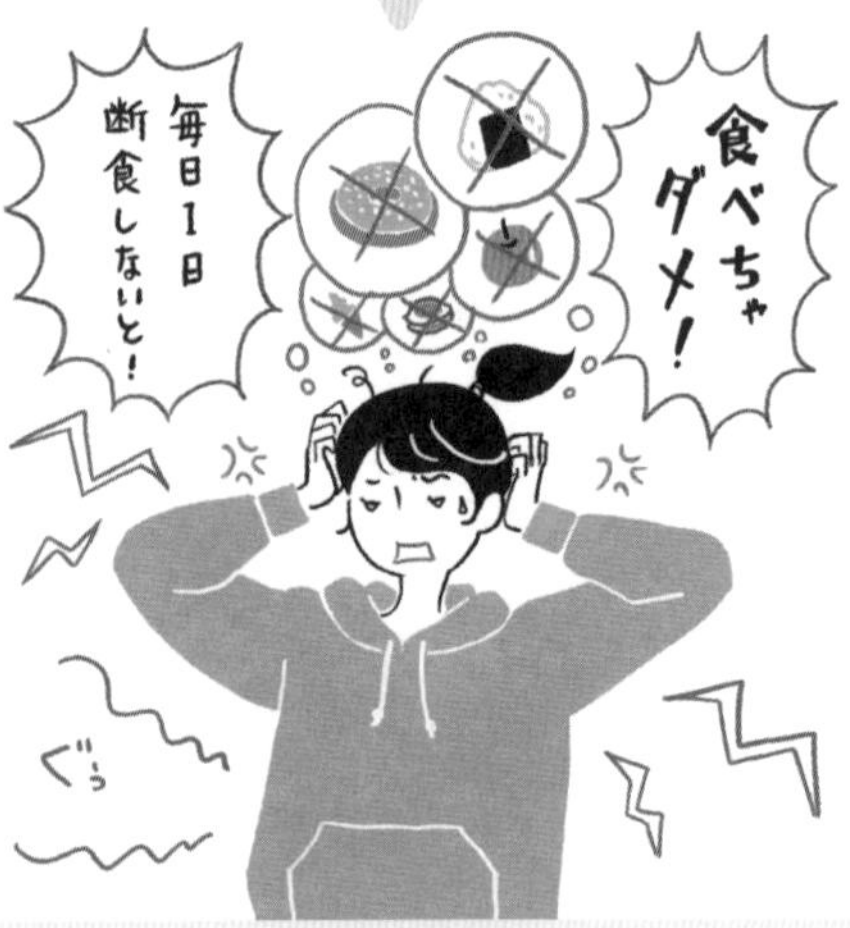

「気まぐれ断食」にチャレンジした
A子さんは果たしてどうなったのでしょうか……

1
はじめは1日だけの断食にチャレンジ
酵素ドリンクを使ったおかげで辛くなかった！

2
断食を定期的に続ける「べき」ではなく
「やりたい！」と思った時にやるスタイルへ変更

3
断食に慣れてきたところで3日断食にも挑戦！
目標の体重まで減量成功！　成功することで自信も付いた

4
「中断してもいい」「達成は小さくてもいい」の精神で
やってみたので、プレッシャーもイライラもゼロ！

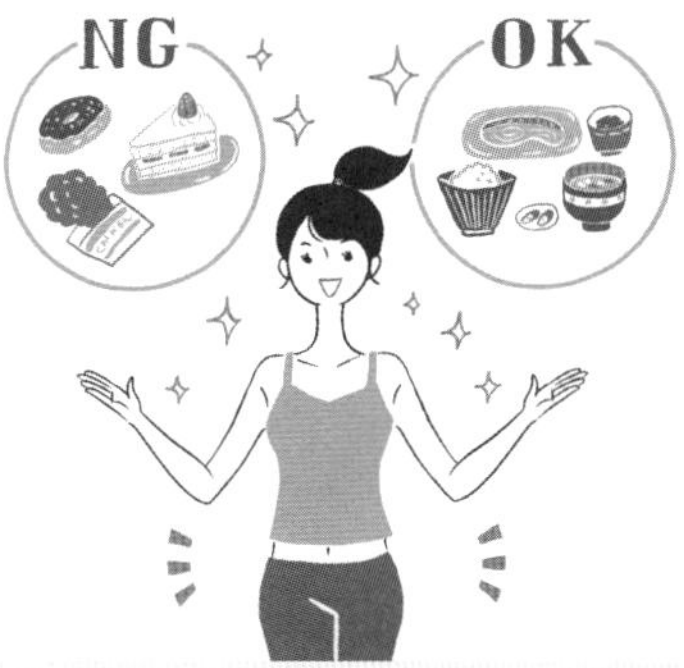

気まぐれ断食
BEFORE & AFTER

B子さんのケース

健康が気になるお年頃
断食がいいと聞いたけど……

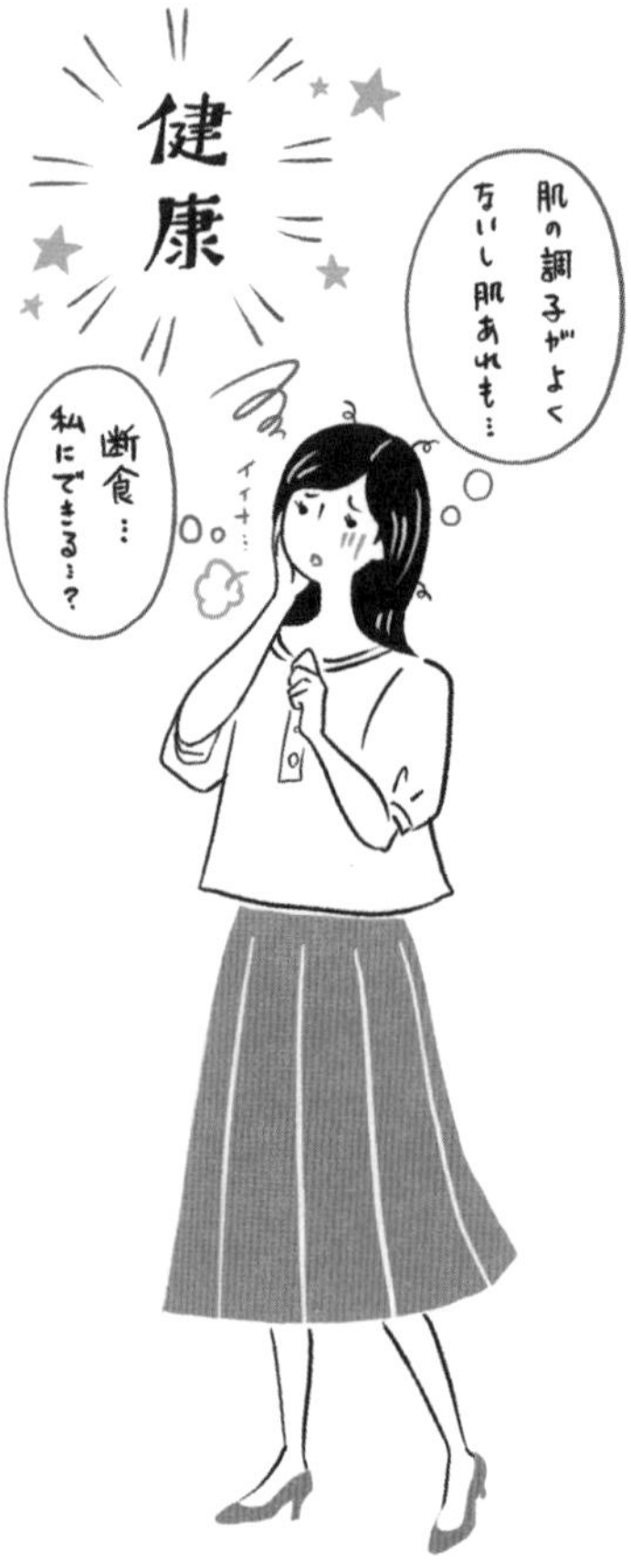
健康
肌の調子がよくないし肌あれも…
イイナ…
断食…私にできる…？

断食は興味あるけどやったことない
「絶食なんてできる？」と不安なB子さん

肥満体型ではないものの、あと少し体重を落としたいと思っているB子さん。30代、40代と年齢を重ねるにつれ、健康も気になってきました。寝ても疲れが取れず、肌の調子も気になります。そんな中、断食がダイエット効果だけではなく、さまざまな健康効果もあることを知ります。まずは、インターネットやSNSで調べてみることに。

「丸1日何も食べないなんて難しそう」「辛くてリバウンドしてしまったという人もたくさんいる……」B子さんは新しいことにチャレンジする時は石橋を叩いて渡る派。断食に関する辛さも知ってしまっただけに、一歩踏み出せません。

やってみたいけど、一人でやるのは不安。でも、気になって常に調べてしまう。そんな風に悩む日々を送っています。

疲れやすい、最近肌の調子が悪い、体が重い。
将来の健康のためになにか挑戦してみたい。
断食は腸内環境を整え、快眠にもなれると聞いたので
やってみたいけど、食べないなんてできるか不安。
「大変」「難しい」「辛い」とも聞くし……。
辛くない断食方法なんてないのかもしれない。
がんばらないと断食なんて成功しないもの。
一人で達成できるかわからないから、
断食道場へ行ってみようか迷っています。
でも、仕事や家事もあって
そんな時間は取れません……。

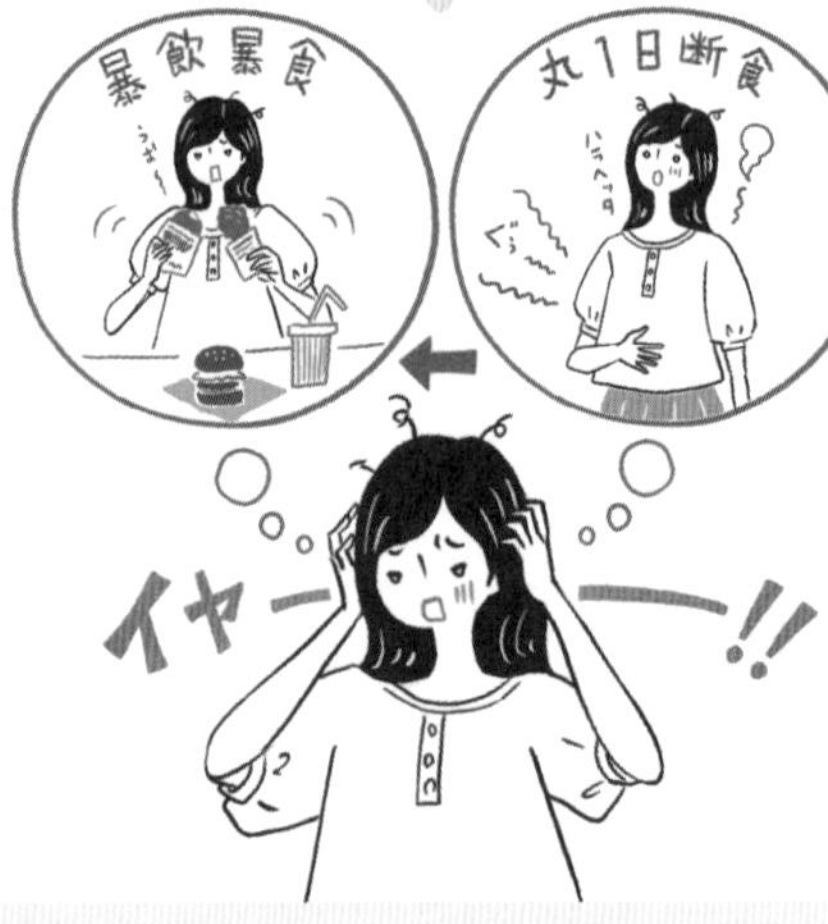

「気まぐれ断食」にチャレンジした B子さんは果たしてどうなったのでしょうか……

❶ はじめは16時間だけの断食に挑戦
16時間だけならお試し感覚でチャレンジできた！

❷ 「これくらいならできる？」と自分の体や心と相談しながら
少しずつ断食の日数を増やしてみた

❸ 「辛くなったら食べていい」「やり直せばいい」と思え
断食への不安感・恐怖感が消え、無理せずに達成できた！

❹ 食べないことで胃腸を休めることができて
腸内環境が整い肌あれがなくなった！ 夜もぐっすり眠れている

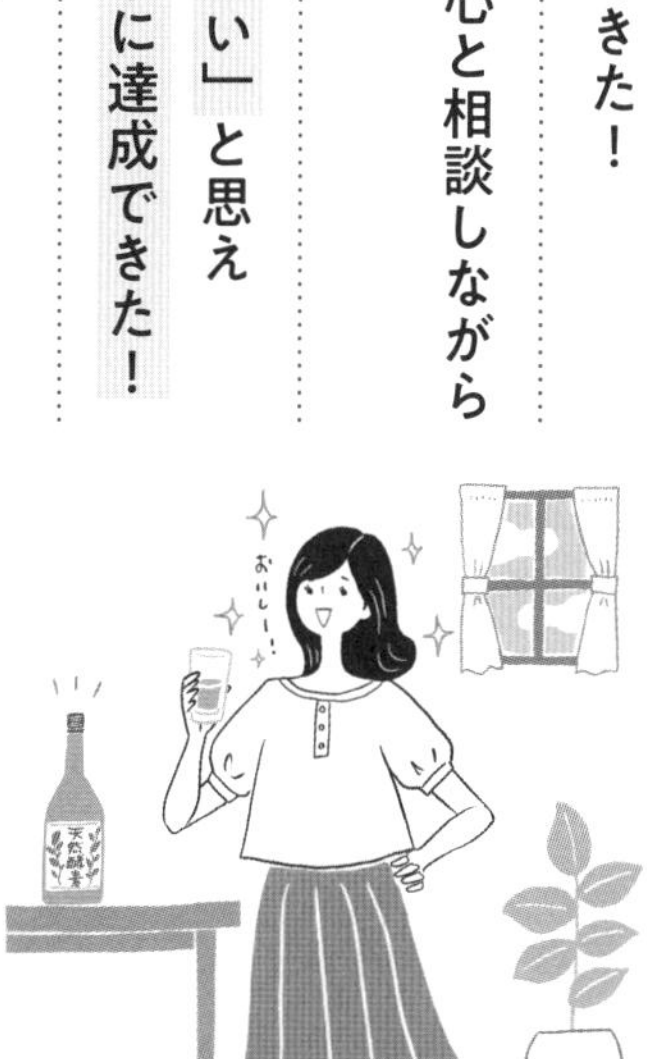

気まぐれ断食

CONTENTS

PART 2 あなたに合う断食を探そう

CONTENTS

CONTENTS

PART 4

私が断食をはじめたワケ

気まぐれ断食DIARY

取り外せるタイプで記録しやすい！

CONTENTS

COLUMN

・すべての方に効果があるとは限りません。効果には個人差があります。
・調子が悪くなった、体に合わないなど体に異常を感じたら、すぐに中断してください。

Kimagure Danjiki

PART

1

気まぐれ断食なら絶対に成功する

「気まぐれ断食」って何?　本当に効果があるの?
気まぐれ断食と普通の断食との違いは?
まずはそんな基礎的なことから解説します。

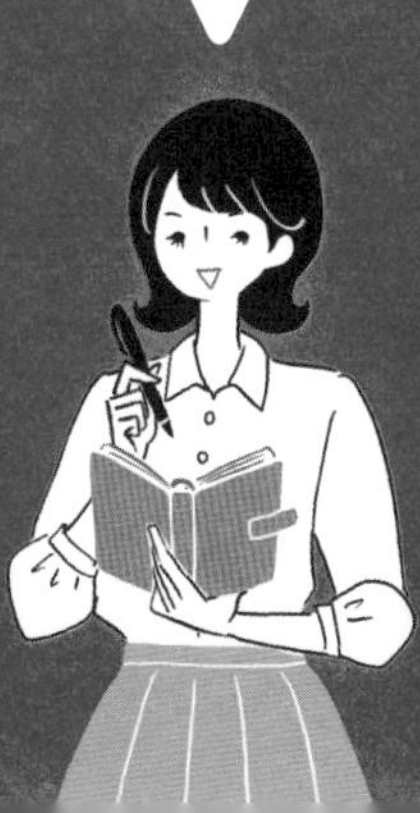

「気まぐれ断食」って何？

Point

- 好きなタイミングで好きな時に行う断食法
毎週・毎月、決まった日に「やらない」

- 細かいルールにとらわれず、
気ままに「やってみる」ことが大切

- 不定期でも、しっかり効果を得られて
ダイエットに成功できる

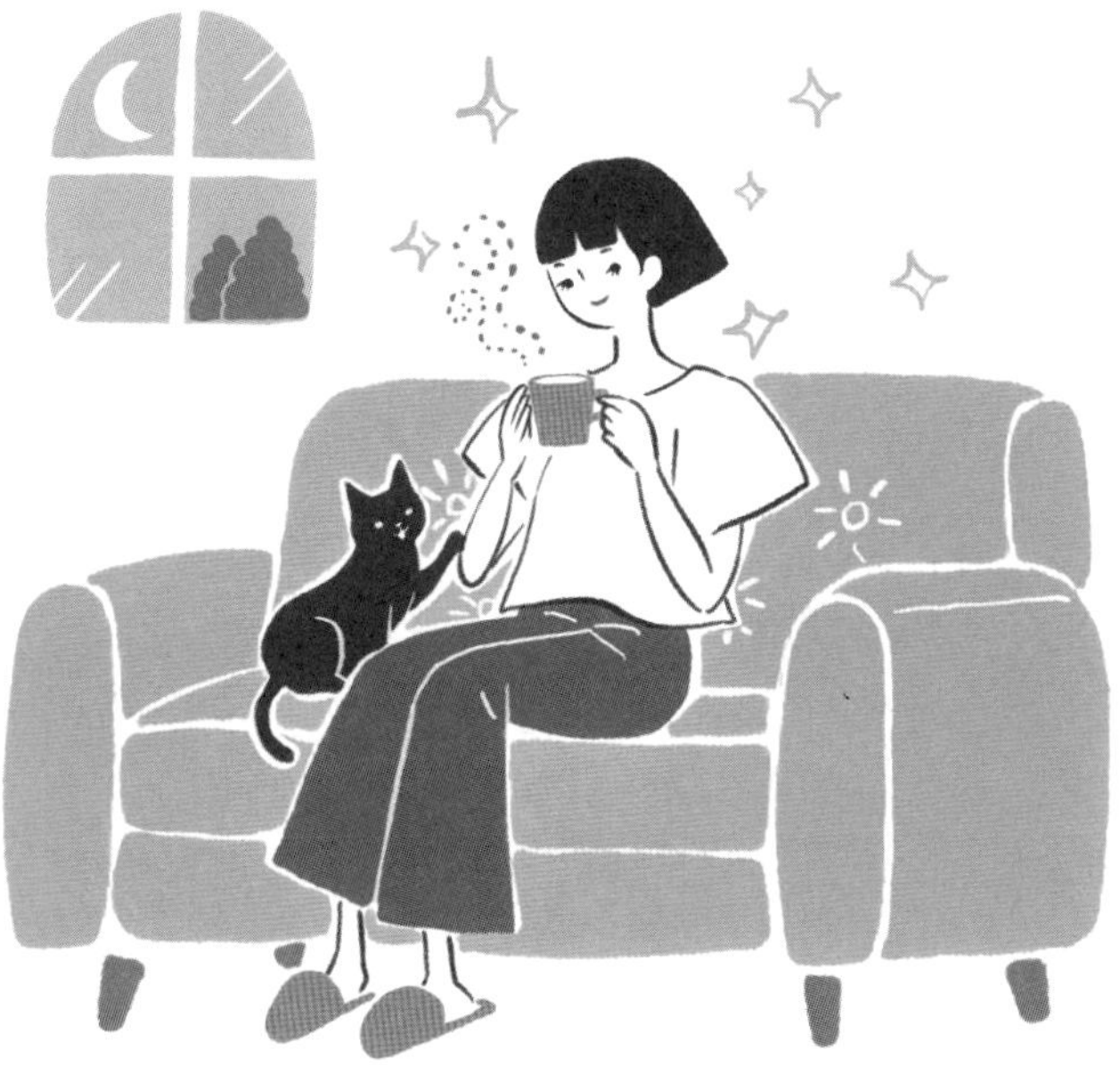

自分の好きな時に好きなタイミングで

断食って「なんだか難しそう」という印象がありませんか？　〃ルールが多くて厳しそう〃〃定期的にやらないと効果が出ない〃〃〇日間も食べないなんて無理〃といった声をよく聞きます。

私の提案する「気まぐれ断食」は、より簡単により気軽に取り組むために考えた方法です。断食はヨガと同じ、１つの健康法といっても過言ではありません。難しく考える必要はないのです。ガマンは必要なく、辛いまま続けることもありません。自分の好きな時に行うのが「気まぐれ断食」なのです。

確かに、ヨガも定期的に行った方が、効果があるでしょう。でも、たまに行っても効果は出ますよね。断食も同じなのです。「気まぐれ」で行っても効果を得られるものなのです。

なぜ断食に失敗してしまうの？

Point

- 間違った断食方法や我流で行ったため、ダイエットどころか、体調を崩してしまう

- 途中で空腹に耐えられなくなって断念……失敗したという思いから、自己嫌悪に陥る

- 断食後の食事（回復食）がうまくいかず食べ過ぎてリバウンドを起こしてしまう

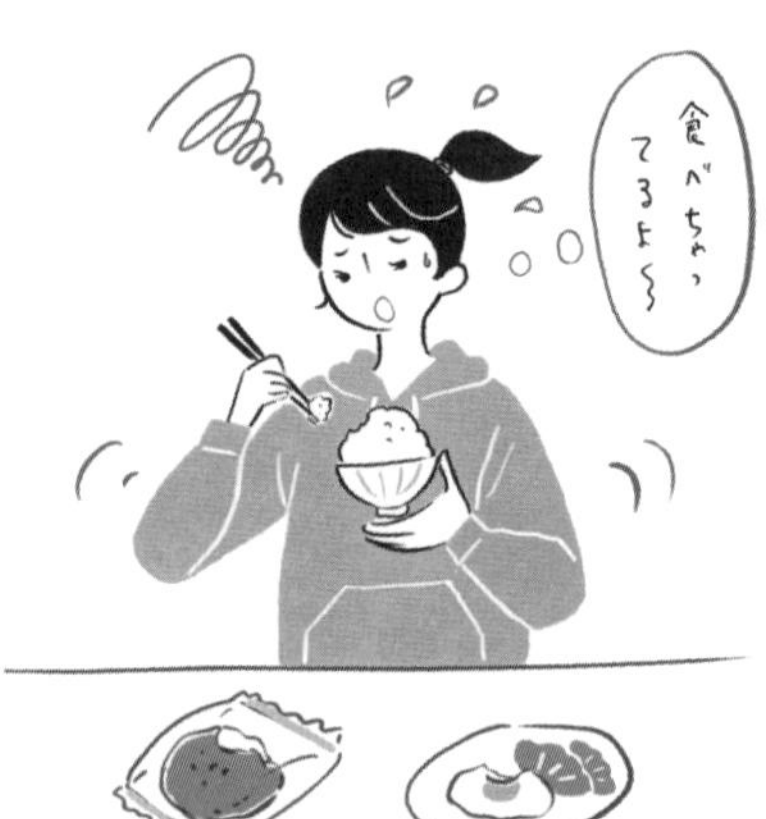

断食を成功させるためには……

Point

- 正しい基本知識は成功への第一歩
手探り状態ではじめると不安になるのは当然

- 断食は断食前と後の食事が成功のカギ
準備食と回復食を正しく理解して用意しよう

- 一番大切なのは、ポジティブマインド！
「断食＝怖い、辛い」の後ろ向きな姿勢は捨てて

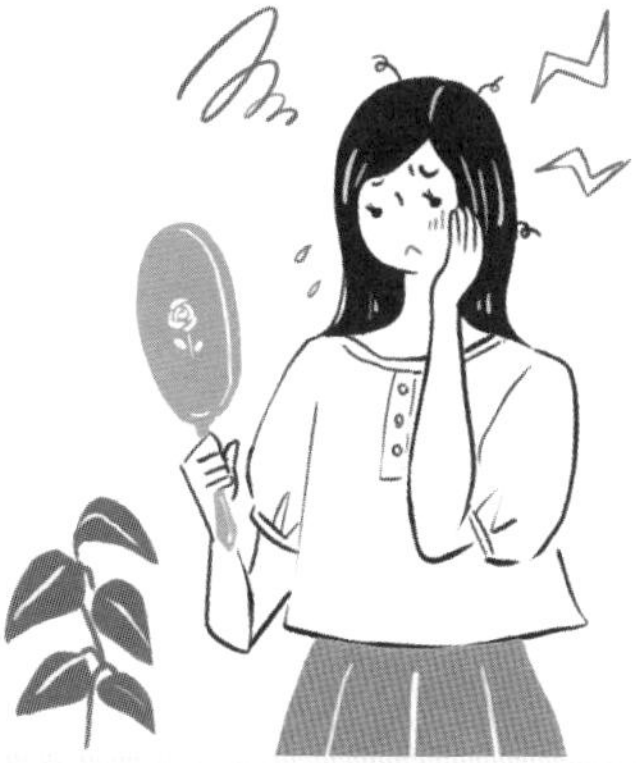

ネット情報で決行したA子さん

Point

- インターネットで調べた情報をうのみにして独断で断食を試してみた
- 頭痛やイライラに襲われ、空腹をガマンできず断食後、食べ過ぎた結果、すぐリバウンド……
- 断食が辛い経験となってもう二度とやりたくないと感じてしまう

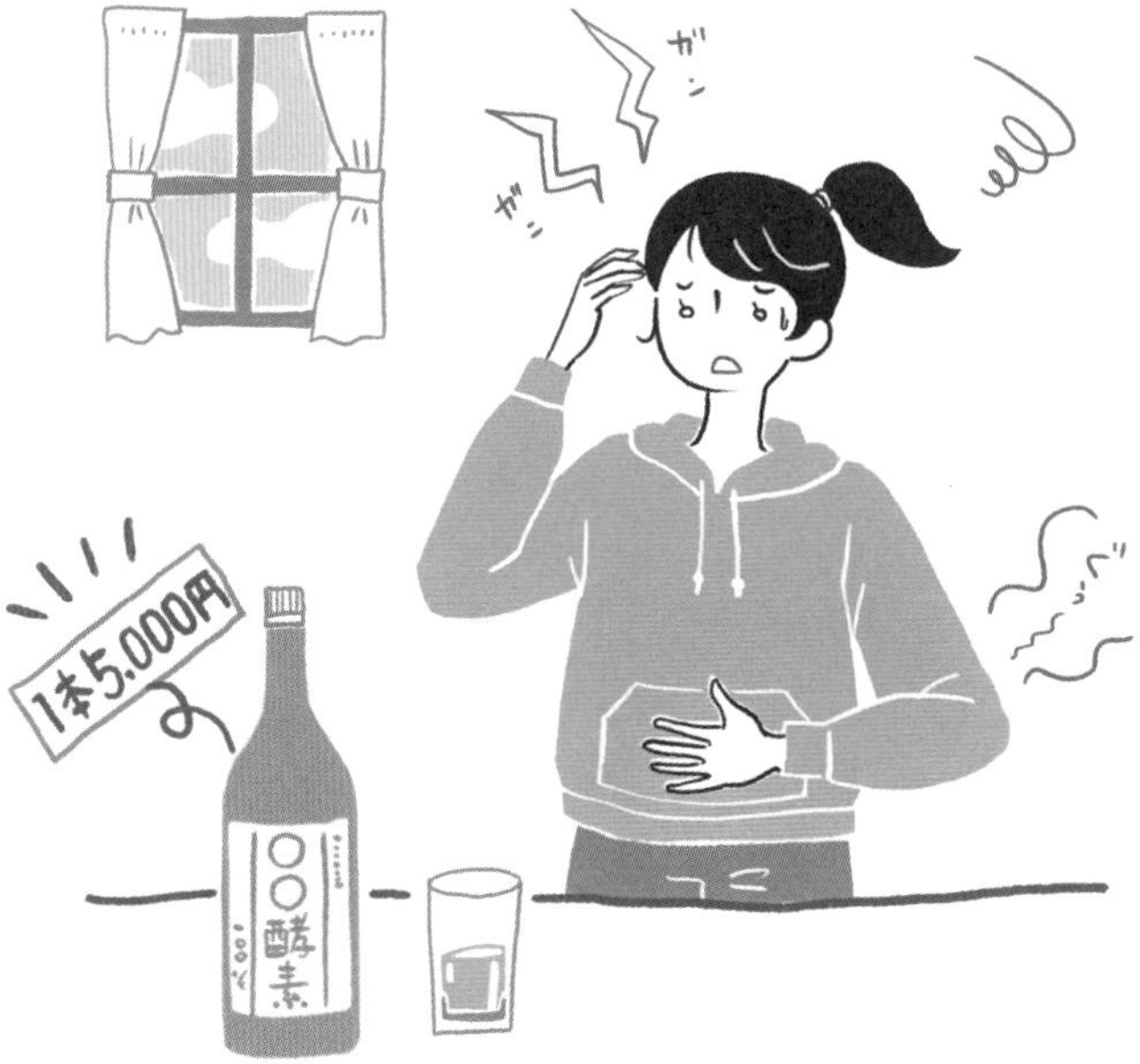

痩せると聞いて断食をやってみたけど……

ダイエットになると聞いた3日間のプチ断食を決意したA子さん。インターネットやSNSから方法を知り、1本5000円程度の酵素ドリンクを購入。プチ断食に挑戦しました。

断食1日目は、体に力が入らず無気力感と空腹感でいっぱいに。ガマンしていると、今度は頭痛に。なんとか1日目を乗り切ったA子さんでしたが、2日目には頭痛が悪化。このまま続けて大丈夫か不安になります。3日目は、空腹感からかイライライライラ……。なんとか3日間の断食を終えましたが、その反動から食欲が抑えられません。

3日間のプチ断食で体重はマイナス3キロ減りましたが、その1ヶ月後には体重は元通り。以前よりも食べる量が増えてしまいました。断食は二度とやりたくない、と振り返ります。

ガマンばかりの断食は楽しくない！

Point

- ガマンだけの辛い断食が失敗の原因
  がんばり過ぎは、むしろ逆効果

- 「無理して定期的に行う」の意識から離れて
  「やりたい時にやる」「いやならやめる」ぐらいでいい

- 断食は本来「辛いもの」ではなく
  「楽しいもの」と成功する人は知っている

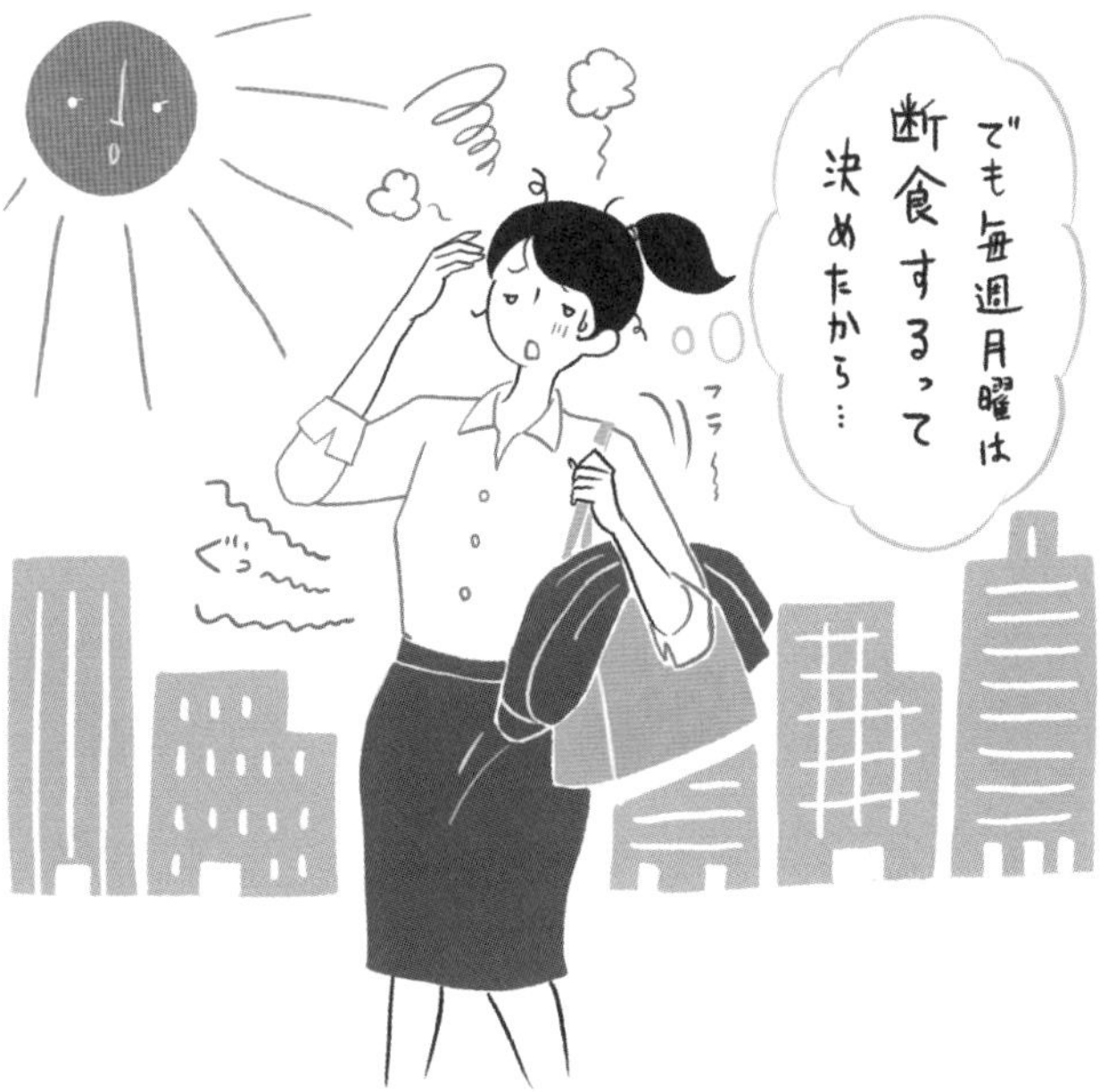
でも毎週月曜は
断食するって
決めたから…
フラ〜
ぐぅ〜

辛い断食なんてやめて好きなペースで楽しもう

あなたもA子さんのような体験をされたことがないですか。ネット上の情報だけを頼りに断食をやってみて、ガマンばかりして、その結果リバウンド。「もう二度と断食なんてやるもんか！」と思ってしまいますよね。

そもそも断食は辛いものではありません。断食成功者は、気持ちよくやっていて、次の断食が楽しみになるものなのです。

また、「週末断食」のように、定期的に行わないといけないと思う人も多いでしょう。これも失敗の原因です。もちろん定期的に行うほうが、効果は高いです。しかし、やるかやらないかは本人の自由。あなた自身がやりたいと思わない限り、定期的に行う必要はありません。続けるのが辛いと思ったら、その時にやめてしまっても大丈夫です。

断食に一歩踏み出せないB子さん

Point

- ネットで断食についていろいろ調べたが**どれが正しい情報かわからなくなる**
- 断食は**「辛い」「大変」というイメージ**がつきまとって**不安**になる
- 自分一人で**挑戦するのは難しそう**と感じいつまでも**考えが堂々めぐりしている**

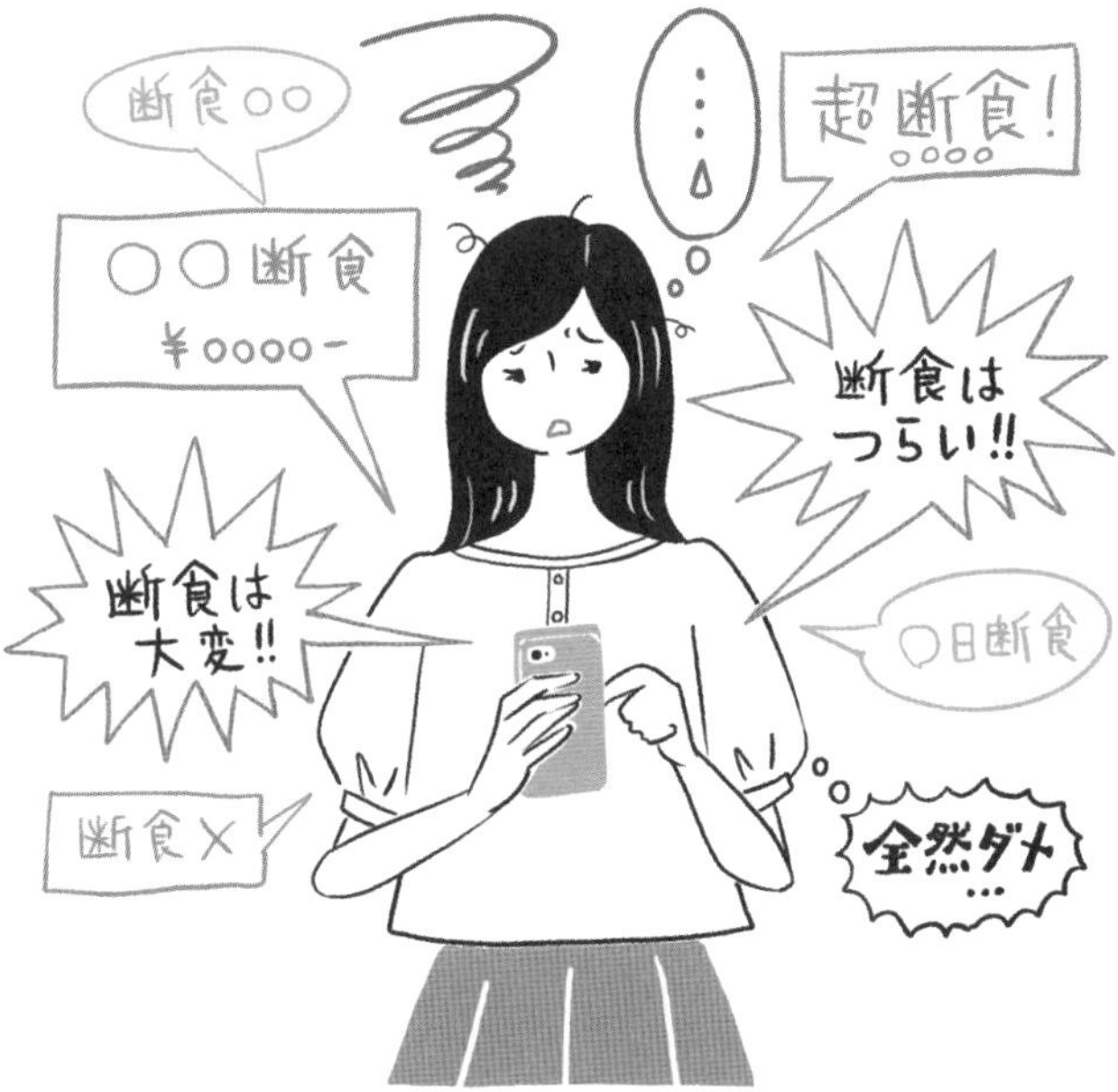

やってみたいけど ちょっと怖くて……

体重をあと2キロ落としたい。そう思っているB子さんは、断食に興味を持ちました。しかし、インターネット上で調べていくうちに、何が正しい情報なのか、どのようにやればいいのかわからなくなってきました。それだけではなく、「断食はよくない、大変」という記事も目につき、不安や不信感も募ります。

結局、一人だけでチャレンジするには、ハードルが高そうだなと感じてしまい、なかなか断食をスタートできず仕舞い。しかし、SNSを開くと、また断食のことが気になってしまい、気が付いたら常に調べてしまっています。

やってみたいけど勇気が出ない。でも、痩せたいなあと思いながら、日々もんもんと過ごしています。そんな人も多いです。

断食のハードルは思った以上に低い

Point

- ハードルが高い断食は3日以上の断食
  半日や1日断食からはじめてみよう

- 途中で辛さをガマンできなくなったら
  半日で終わらせても大丈夫。最後までやらなくてもいい

- まずは不定期な断食からでＯＫ
  気軽な気持ちでやってみることが大切

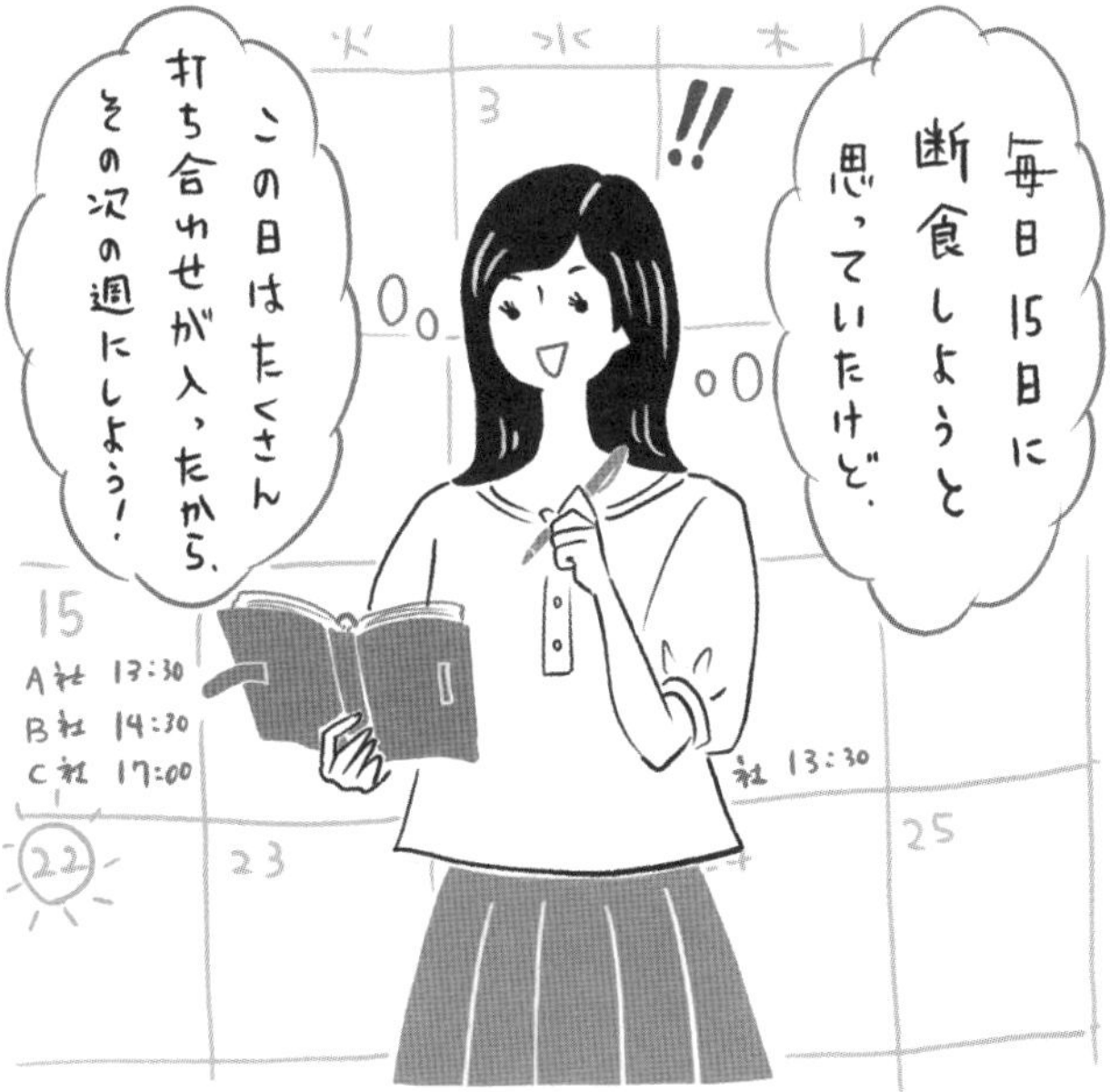
毎日15日に
断食しようと
思っていたけど…
!!
この日はたくさん
打ち合わせが入ったから、
その次の週にしよう!
火
水
木
3
15
A社 13:30
B社 14:30
C社 17:00
22
23
25
社 13:30

簡単で難しくない断食のやり方がある

自分一人の知識ではじめたら体調を崩しそう・失敗しそうと不安になり、断食をはじめられないという相談もとても多いです。しかし実のところ、断食のハードルはそんなに高くありません。

3日以上の断食であれば、専門知識を持った人のサポートを受けた方がよいですが、1日や半日の断食であれば、ハードルは低くなります。それも定期的に行う必要はなく、途中で断念してもいいと言われたら、「私にもできそう」と思えてきませんか？　断食は、決死の覚悟でやるものではありません。もっと気軽に、もっと手軽に行っていいものなのです。

興味はあるけど、不安と思っている人は、まず1日断食から挑戦してみましょう。途中で辛くなったら、半日断食に切り替えてもOKです。

「定期的に」「最後まで」の呪縛から逃れよう

○「断食を定期的に行わないといけない」その思い込みが失敗の最大原因！

○「決めた日数分、やりきらないといけない」「最後までやりきる」と思い失敗する人続出

○無理矢理な挑戦は逆効果になってしまう
マジメさん・がんばり屋さんは要注意

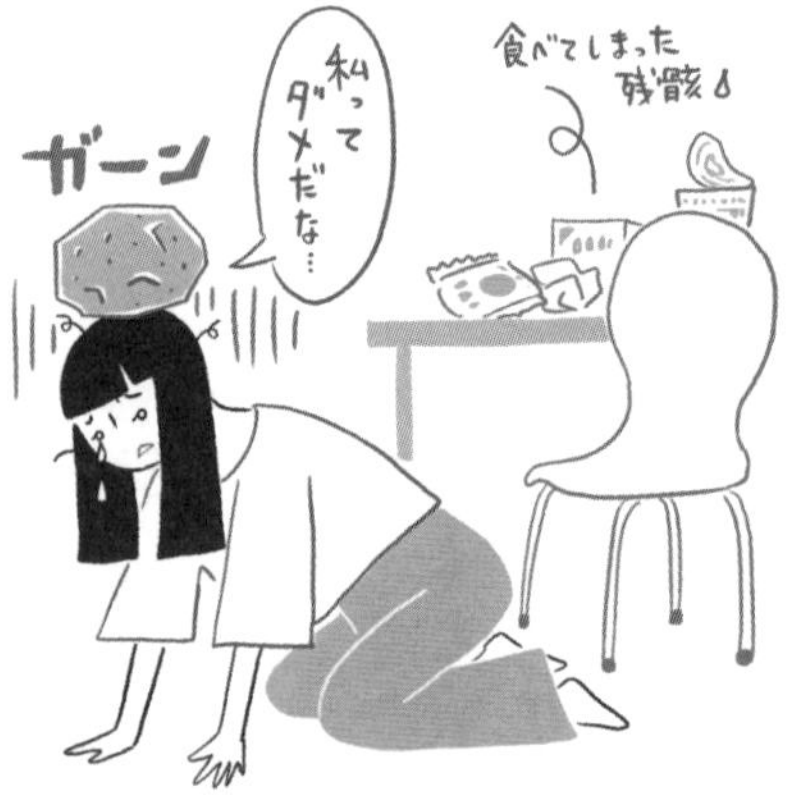

「無理」が断食の効果を下げる

Point

- 失敗した断食には原因が必ずある 辛かった原因を考えてみよう
- 「途中で断食を断念」することは失敗ではない
- 耐えられなくなったら途中断念でOK 不定期に、自分の好きなペースでやる

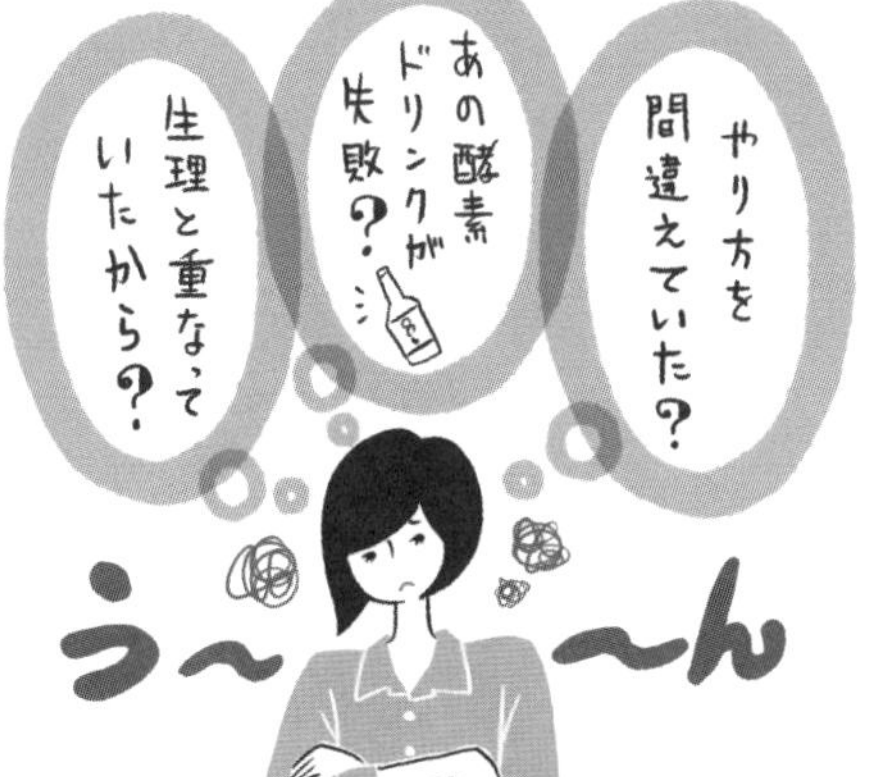

やり方を間違えていた？
あの酵素ドリンクが失敗？
生理と重なっていたから？
う〜〜ん

気が向いた時にやってみよう

Point

- 定期的にやることが、絶対のルールではない
  やるタイミングは自由気ままでOK
- 「やりたくなったらやる」
  「そろそろやろうかな」
  それくらいの気軽な気持ちが成功を導く
- たとえ予定を組んでいても
  気持ちが乗らなければ中止していい

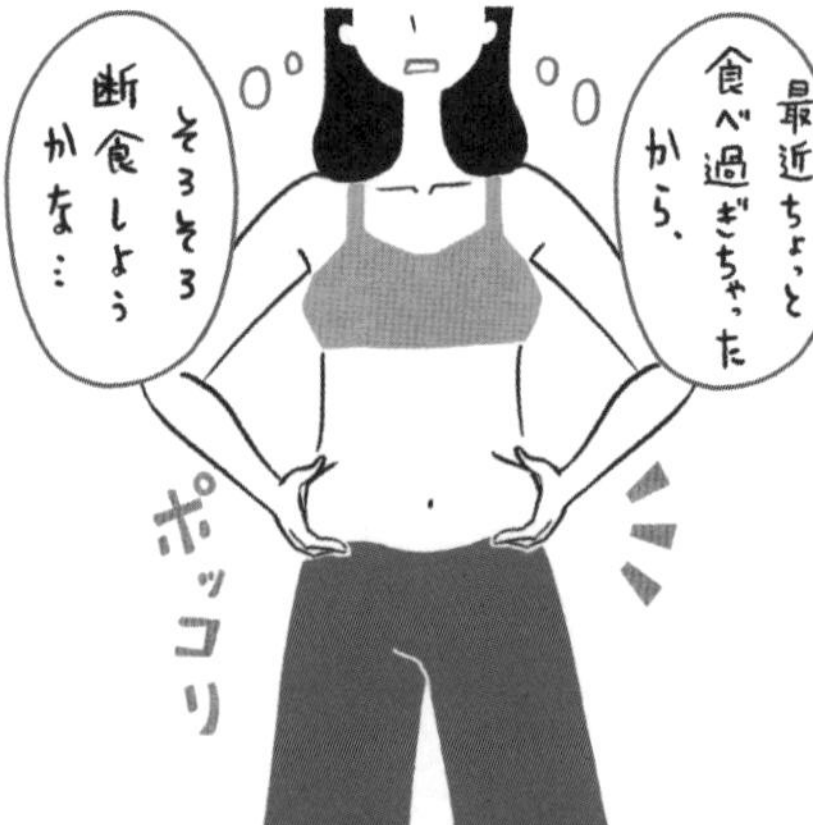

最近ちょっと食べ過ぎちゃったから、
そろそろ断食しようかな…
ポッコリ

どんな時に断食するのがオススメ？

Point

- 「体重が増えてきたな」食べ過ぎが続いていると思った時
- 「最近身体がだるいな」「重いな」スッキリしてリフレッシュしたい時
- 「食欲がわかない」「疲れが抜けない」日中ぼーっとしてしまう日が続いている時
- 季節の変わり目や新しいことをはじめる前

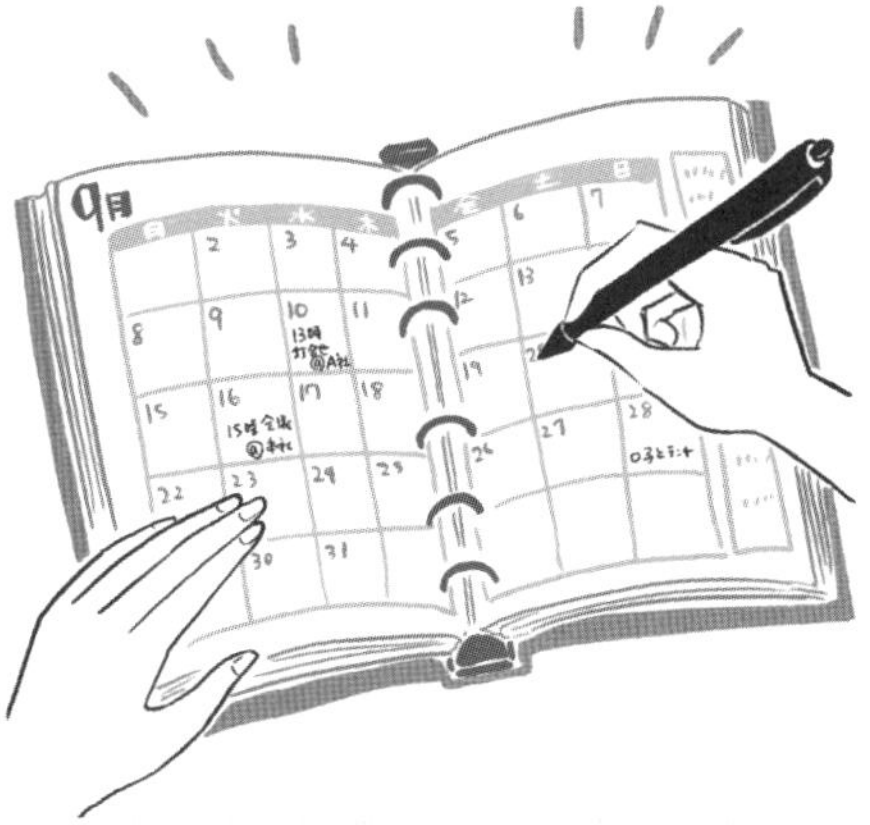

Point

そもそも断食の効果とは？

- 減量できて、ぽっこりお腹も解消
腸内環境が整い、便秘気味だったお腹の調子も整う

- 夜の寝付きがよくなってぐっすり快眠
睡眠の質が向上！　体も軽くなる

- 体の代謝がアップしてお肌の調子もよくなり
日中の活力がわいてくる！　自信が付く！

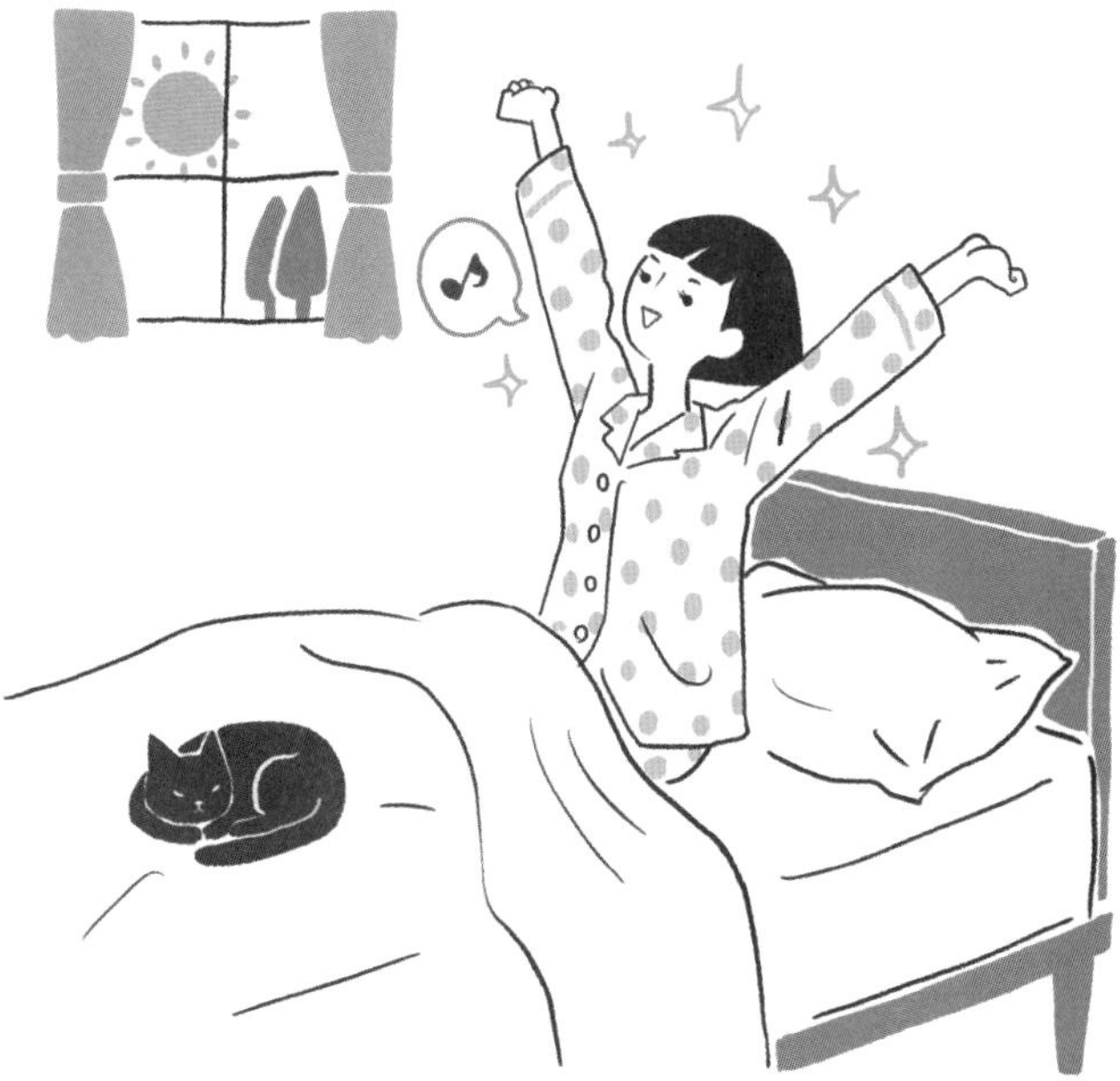

ダイエット法であり健康法でもある断食

断食はダイエット法として紹介されることが多いですが、実際にはさまざまな健康効果があります。脂肪燃焼はもちろん、腸内環境の改善、便秘解消にも効果が期待できます。また、睡眠の質も改善し寝付きもよくなります。朝起きた時、疲れが取れスッキリ！ ほかにもアレルギーの改善や免疫力アップの効果が期待できます。

断食は昔から民間療法として活用されてきました。食べないことにより、自然治癒力など、もともと体に備わっている能力を取り戻し、より健康的になることができます。

これらの効果は、断食を気まぐれに行ってもしっかりと得られます。気が向いた時に断食を行うことで成功しやすくなり、成功することで前向きな気持ちで日々の生活を送ることができます。

断食でなぜ痩せるの？

Point

- 摂取カロリーを抑えて、体に溜まっている脂肪を燃焼しエネルギーとして活用する
- 胃腸を休めることで消化吸収機能を正常化食べたものをしっかりと代謝できるようになる
- 腸内環境の改善が起こり体のめぐりがよくなり「溜め込まない」体へ

代謝の流れ

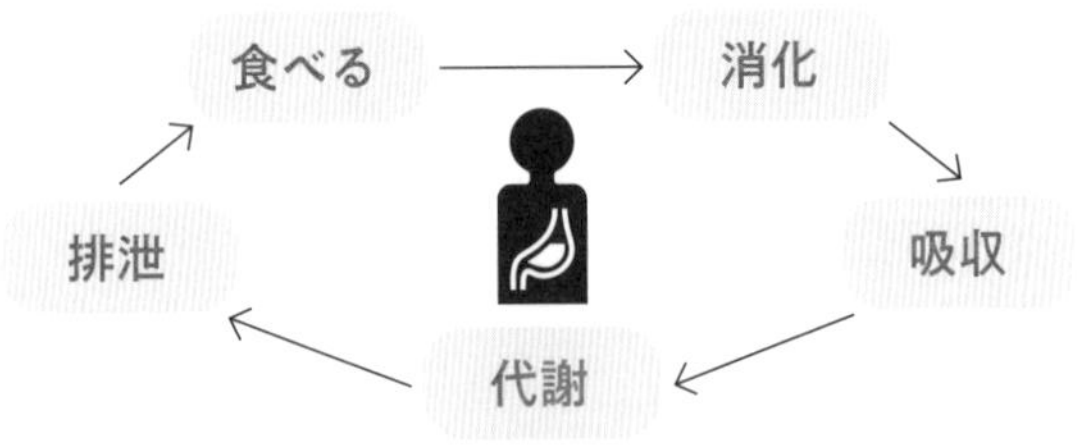

断食することで脂肪燃焼スイッチがオンになる。

断食でなぜ健康になれるの？

Point

- 成長ホルモンの分泌が促進され体の中で「若返り」が行われる
- 脂肪燃焼とともに体内のデトックスが促進 体にたまった有害物質を排出できる
- オートファジーが活性化して細胞のリノベーションが行われる

体内をリセットし健康的な体へ

断食で細胞活性化

オートファジーは古い・壊れた細胞が生まれ変わること。最後に食事をしてから16～18時間後に活性化する。

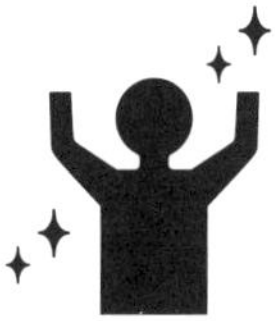

デトックスできる

添加物や農薬、有害金属など体に蓄積される有害物質を排出することができる。

気まぐれ断食のうれしいメリット

Point

- 気まぐれで気楽に行っていいから力まずに無理をせず続けられる。成功しやすい
- 体の変化に心も追い付いていける精神的なゆとりを持ちながら断食できる
- 気持ちの面での負担が少ないからイライラしない楽しみながら行えて結果も出やすい

従来の断食と気まぐれ断食の違い

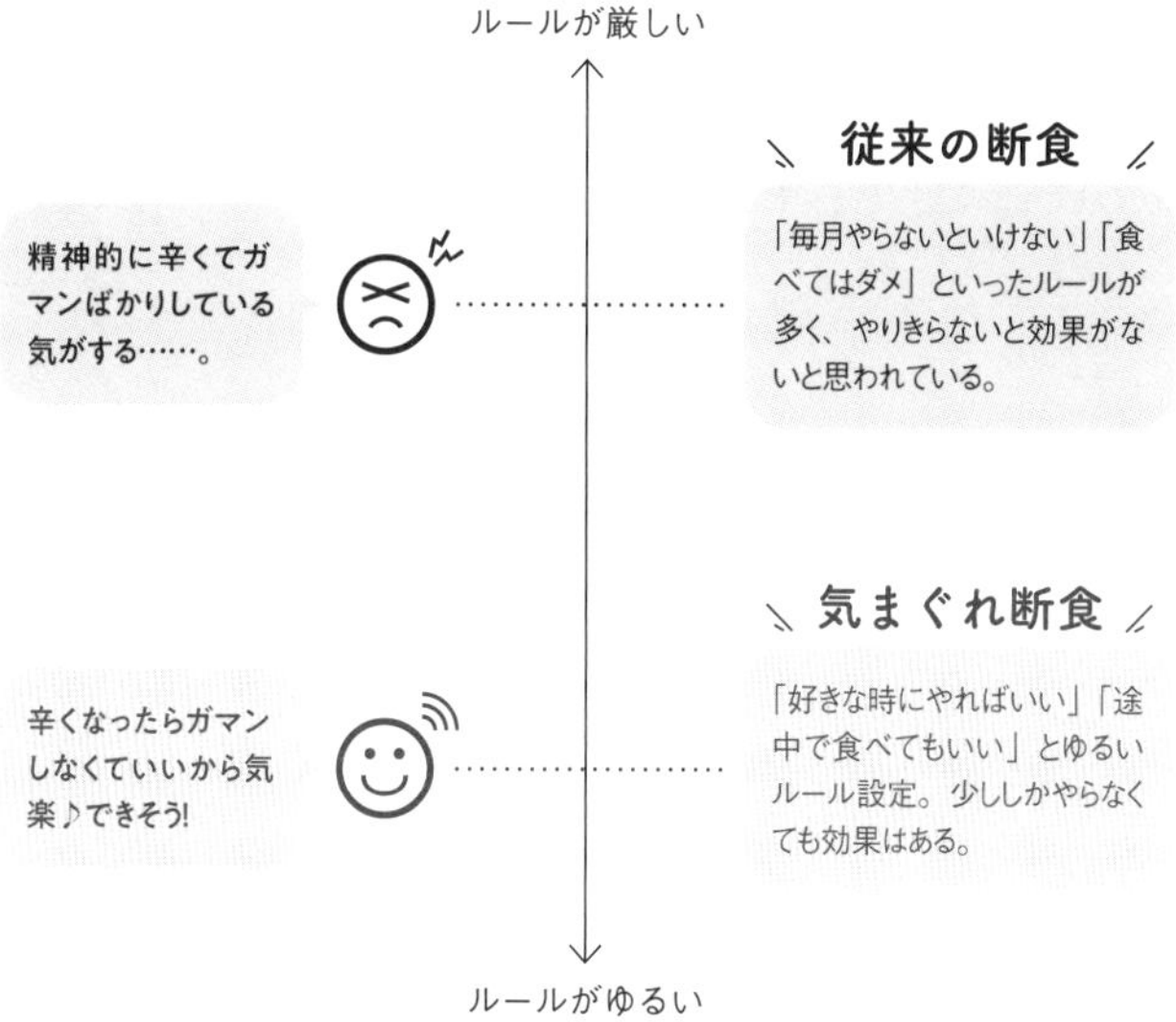
ルールが厳しい
従来の断食
「毎月やらないといけない」「食べてはダメ」といったルールが多く、やりきらないと効果がないと思われている。
精神的に辛くてガマンばかりしている気がする……。
気まぐれ断食
「好きな時にやればいい」「途中で食べてもいい」とゆるいルール設定。少ししかやらなくても効果はある。
辛くなったらガマンしなくていいから気楽♪できそう!
ルールがゆるい

気楽で負担が少ないことが断食の成功を導く

ルールが厳しく辛いというイメージの定期的な断食も、それはそれでたくさんの効果を期待できます。しかし、気持ちが追い付いていかなければ、途中で挫折して失敗。そもそもの効果を得たと言えなくなってしまいます。

「辛かったから、失敗したから、もう二度とやりたくない」と心のブロックがかかってしまいます。そんな方法はダイエット法としても健康法としてもよい方法ではありません。

気まぐれ断食で大切なことは、心と身体の一致感です。人間の体は心と身体が影響し合っています。心が前向きな状態で断食に取り組むことが非常に重要なのです。体だけではなく、心にも配慮をしながら行う断食、それが気まぐれ断食の一番のメリット。断食の効果を最大化できます。

気まぐれで本当にいいの？

Point

- 力んで続けるよりは、思いのままに取り組むくらいの気持ちがちょうどいい

- 少しずつでもちゃんと回数を重ねていくと断食効果は高まっていくもの

- 大切なのは回数を重ねること定期的にやらなくても続けることが重要

気まぐれ断食に変えると こんなメリットがある

従来の断食		気まぐれ断食
・定期的に決まった日数分、行う ・続けないと意味がないという縛りが強い ・最後までやりきらないとダメ ・精神的なプレッシャーが多い	→	・日程は不定期でもいい ・好きな時に行えばいい ・途中でやめても大丈夫 ・精神的なプレッシャーが少ない

断食の効果をしっかり得るためには、断食を継続的に行い、日常の1つとして取り入れること。そのためには、肉体よりも精神的なハードルを下げることが大切。

最低限のルールは守る あとは気楽な心構えで

気まぐれ断食で大切なことは、心のプレッシャーを取り外して取り組むこと。そして、効果を高めるためには、続けることが重要です。気まぐれでいいとはいえ、1回で終わってしまうと効果が小さく、もったいないです。気まぐれでも続けて、日々の生活に取り入れることが成功の鍵です。

一般的な断食や週に一度行う「週末断食」などはルールが多く、少し窮屈です。普段の生活に取り入れるには、ややハードルが高いもの。もちろんルールに従って厳しいやり方で行う断食の方が効果は高いでしょう。しかし、続けられなければ意味がありません。気まぐれ断食の効果は通常の断食よりも薄いかもしれません。しかし、ちゃんと続ければ効果は得られます。そして気まぐれ断食の最大メリットは、続けやすい点です。

気まぐれ断食を行っている人たち

Point

- 実際のところ、多くの人が気まぐれに断食を実践し成功している
- 一度きりの断食よりも気まぐれ断食を繰り返し行う方が、効率的で体によい
- 「またやりたい」と思える断食やろうと思ったタイミングで行うから続く

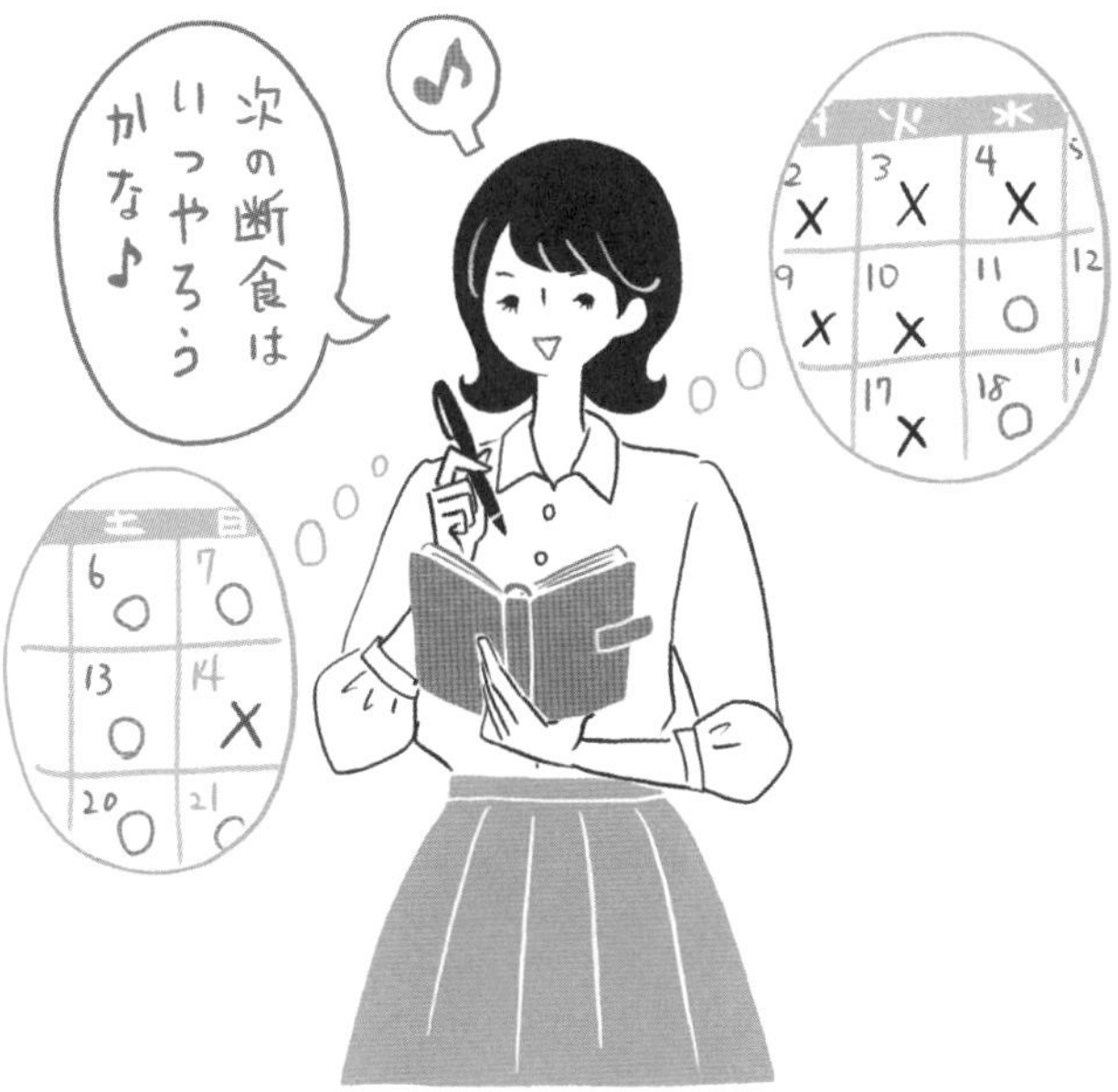

気まぐれでやっている人は意外とたくさんいる

私のお客様の多くは、実際に気まぐれで断食を続けています。私からも無理に定期的に続けることはオススメしていません。次回の断食のタイミングの目安を伝えることはありますが、実際に断食をはじめる日程はお客様に委ねています。

実際に毎月やるお客様もいれば、半年に1回の人、年に1回の人など実行頻度はさまざまです。皆さん断念することなく続けてこられました。精神的にハードルの低い状態で行うため、成功しやすいのです。そして、次の断食も「やりたい」と思えて、断食を楽しいと考えるようになります。

一番大切なことは、一度きりの断食で終わらせないこと。回数を重ねることで、断食のダイエット効果や健康効果はじわじわと効いてきます。継続することが大切なのです。

今、なぜ断食が注目されるのか？

Point

- 高度経済成長とともに食生活が大きく変化
  バラエティ豊かな飽食の時代になった
- お肉、揚げ物、保存料、人工甘味料、着色料など
  摂り過ぎると体によくないものが増えてきた
- 生活習慣病など食べ過ぎによる病気が増加し
  重大な社会問題と化している

日頃から口にしている食品添加物

	主に使われている食品
人工甘味料	ダイエット食品、清涼飲料水、菓子など。砂糖の代替品として使われる
着色料	食肉・水産加工品、健康食品など。食欲増進のために人工のものが使われることも
保存料	食肉・水産加工品、チーズ、パン、漬物、佃煮など。微生物の増殖を抑制し保存性を高める
増粘剤、安定剤、ゲル化剤又は糊料	ゼリー、ジャム、プリン、アイスクリーム、ドレッシング、たれ類など。粘性を出すのが目的
乳化剤	マーガリン、乳製品、乳飲料、菓子類、アイスクリームなど
酸化防止剤	食肉・水産加工品、果実加工品、漬物、総菜、パンなど。酸化による品質の低下を防止する
化学調味料	合わせ調味料やドレッシング、菓子、総菜などさまざまなものに使われている

このほかにも、発色剤、漂白剤、酸味料、香料などさまざまな添加物が使われている。食品を購入する際、成分表示を確認しよう。

食べ過ぎによる不調は「食べない」ことで改善を

飽食の時代。食の欧米化。生活習慣病の増加。食の変化がもたらした健康問題は、ずっと以前から深刻な社会問題となっています。食べ過ぎによる肥満や糖尿病も増え続け、原因不明のアレルギーや不妊で悩む人も増えてきています。

飽食の時代に生きる私たちは、糖質や脂質、添加物などを自分の体が処理できなくなるほど摂り過ぎています。体の解毒機能や代謝機能が追いつかないほどに。こうした食べ過ぎによる不調は「食べないこと」で改善できるのです。断食は体の解毒機能を高め、代謝をスムーズにします。

食べ過ぎによる体の不調・不健康が増えてきた今だからこそ、「食べない」という選択肢が注目されています。日頃からデトックスをするという習慣が重要視されているのです。

食べる栄養学と食べない栄養学

Point

- 従来の栄養学は食べることにフォーカスを当てた考え方をしている
- 食べないことで得られる効果に着目すると現代に適した食事法が見えてくる
- 食べる栄養学と食べない栄養学のどちらも活用すると健康的で太らない体になれる

2つの栄養学で健康管理

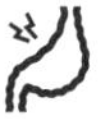

食べる栄養学

- 五大栄養素をバランスよく食べる
- たんぱく質、脂質、炭水化物のバランスを考慮する
- 一汁三菜で食材や栄養素をバランスよく食べる
- 発酵食や豆類、野菜、魚介類といった和食の食生活

食べない栄養学

- 常に稼働しがちな胃腸を休めることを優先する
- 老廃物の排泄を促し、代謝を上げる
- 体内が飢餓状態になることでオートファジーが活性化
- 空腹状態で成長ホルモンを分泌させる

昨今では食べないことの方が、むしろ健康にいいことがわかってきた。免疫力を上げたり、寿命を延ばしたりと、痩せる以外のさまざまな効果が期待できるのだ。

断食とは「食べない栄養学」である

従来の栄養学は、「いかに栄養素をバランスよく取り入れるか・食べるか」に着目した、いわば「食べる栄養学」でした。

しかし、昨今では食べ過ぎによる肥満や生活習慣病が増加。食べ過ぎを見直した結果、食べるものと食べないものを選択することと、食べないことで体にどのようなよい効果があるのかを考えるようになってきました。断食することで得られる健康効果が、科学的に証明されつつあるのです。

断食は「食べない栄養学」。飽食の時代だからこそ、あえて食べないことで健康管理や体型維持をすることができる健康法です。今の時代に合わせた食べ方を考える際に、この「食べる栄養学」と「食べない栄養学」の考え方を合わせて取り入れることが重要になっています。

基本の栄養学だけでは限界がある!?

Point

- 昨今は、食べ過ぎによる不調が増えてきた。過多なカロリーや糖質で肥満や糖尿病になる人が続出

- 五大栄養素、一汁三菜、「まごはやさしいわ」(P95参照)これら栄養学の基本は今の時代だからこそ見直しが必要

- 現代の食の問題と健康の問題を解決するために「食べる栄養学」だけでは難しくなってきた

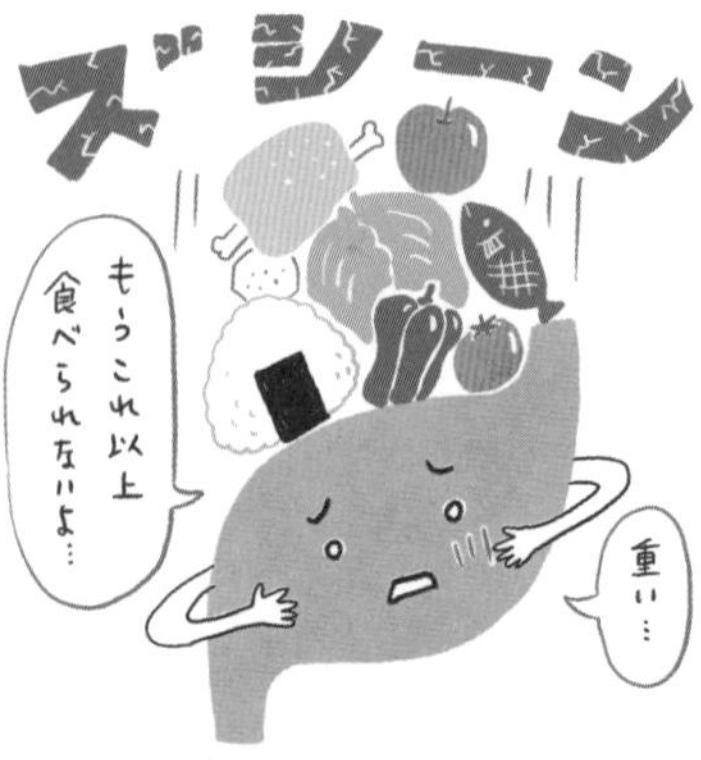

注目を集めている「食べない」栄養学

Point

- 飽食の時代だからこそ、かえって「何をどれくらい食べないか」のほうが重要に
- 最近の研究でまったく食べない、飢餓状態が体によいことがわかってきた
- 断食で一度、体外に悪いものを出してからよいものを少しずつ入れると、万事うまくいく

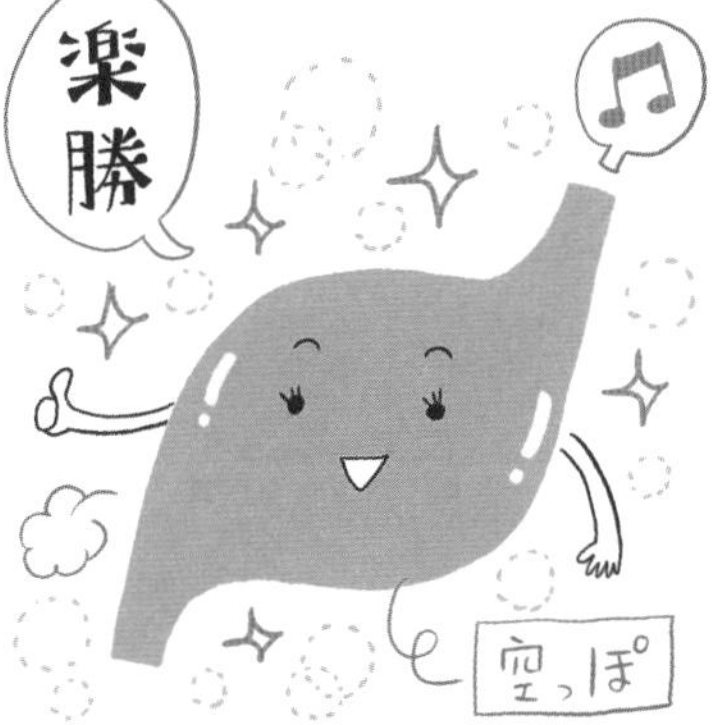

なぜ栄養士が断食を勧めるのか

Point

- 断食体験者は自ら食生活を見直すようになり自然と食事への意識が変わることに驚いたから

- 栄養士として一番伝えたい「食べることで体ができる」このメッセージを、断食を通して伝えられるから

- 「食と体のつながり」を頭で理解するのではなく体全体で感じてもらえることがわかったから

“食べる栄養学”体に必要な五大栄養素

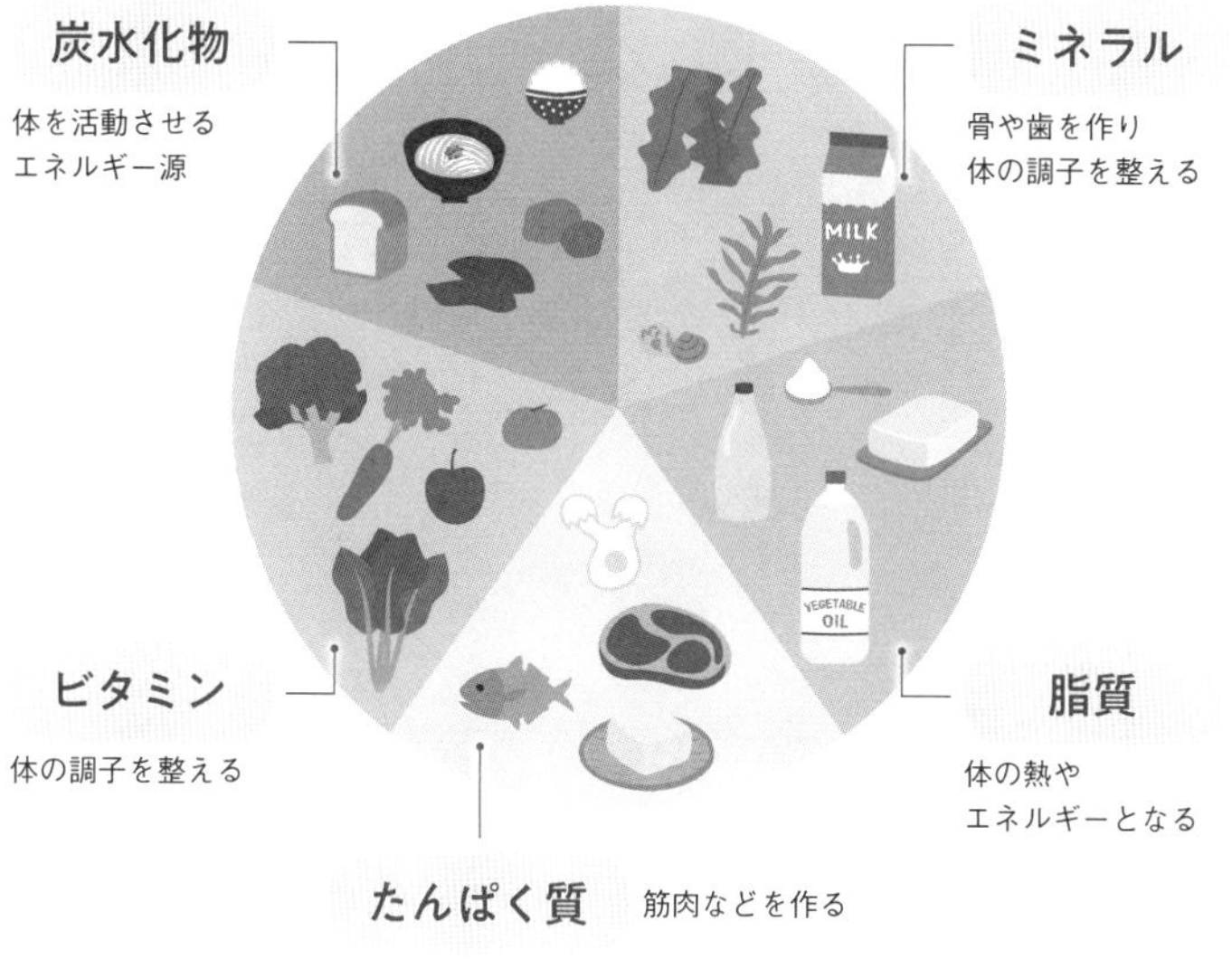
炭水化物
体を活動させる
エネルギー源
ミネラル
骨や歯を作り
体の調子を整える
MILK
ビタミン
体の調子を整える
VEGETABLE OIL
脂質
体の熱や
エネルギーとなる
たんぱく質
筋肉などを作る

食事への意識変化を栄養士として伝えたい

栄養士は、体内で食べ物はどのように栄養素として使われるかという「食べる栄養学」を学んでいるため、食べないなんてあり得ないと考えている人が多くいます。私もはじめは、断食に対してやや懐疑的でした。しかし、断食のことを勉強し、断食は理にかなった「食べない栄養学」であることを知りました。

私はダイエットに悩む方に食生活を見直してもらうため、食生活の大切さを伝えてきました。しかし、「食べない栄養学」＝断食を教えると、食への意識が自発的に変わることに気が付きました。

断食を体験すると食事と体のつながりを身をもって感じることができます。すると、多くの人が自然と食生活を見直します。栄養士として伝えたいことが、断食によって伝わるのです。

「足るを知る」断食で気付くこと

Point

- 断食によって、身体の内側から変化が起きていることを実感できるようになる
- 食べ物の嗜好が変わり、無理しなくても本来の食生活へとガラリと変えることができる
- 食べ過ぎることが減り、必要最低限だけ食べれば、心から満足できるようになる

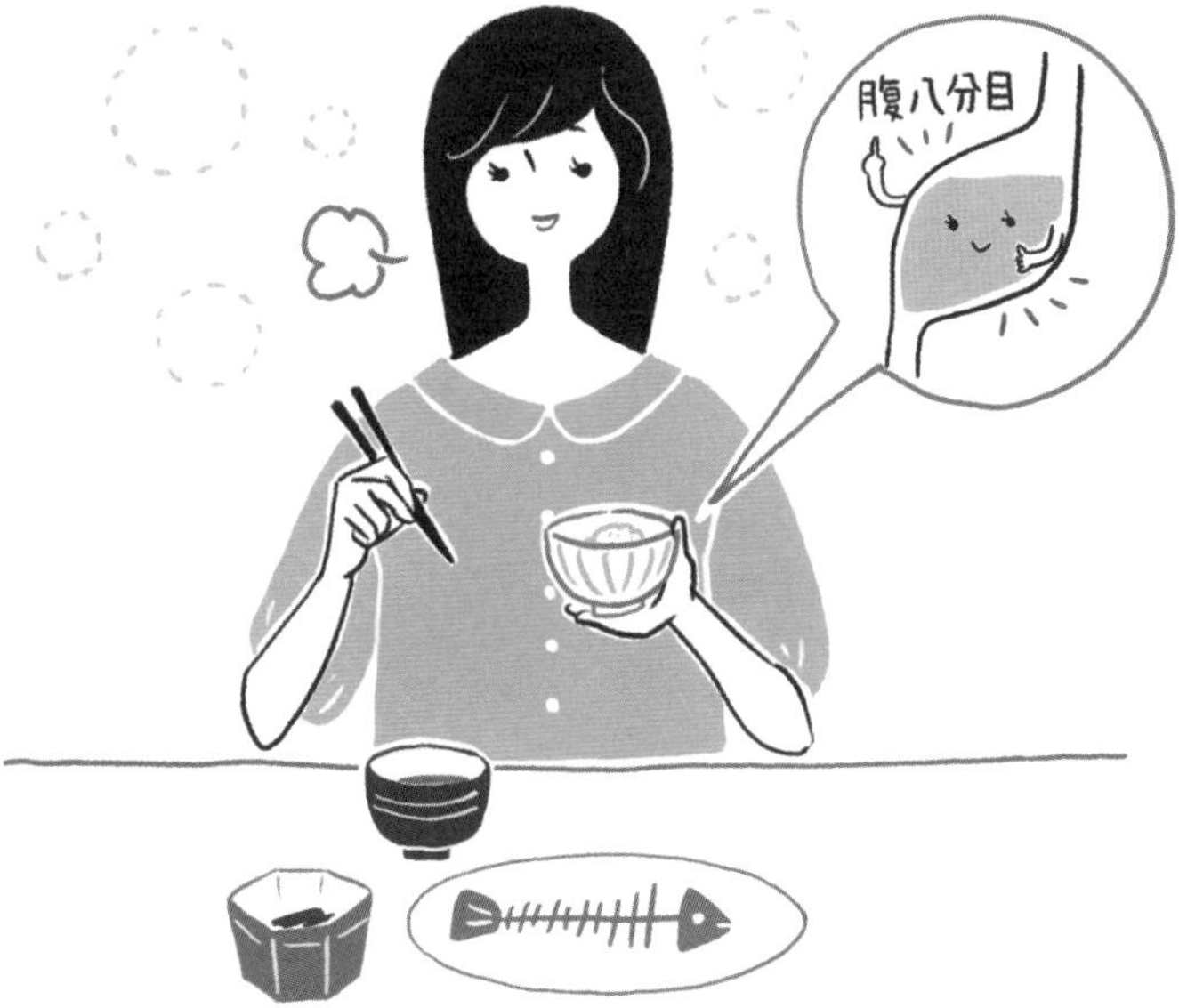

断食をすることで味覚や食べる量をリセットできる

断食をすると、体だけではなく心や考え方も変わってきます。特に、「足るを知る」という経験を得る点が大きいです。「足るを知る」は、一般的には「身分相応に満足することを知る」「欲張らずに今の生活に満足する」といった意味です。

断食期間中は、必要最低限の栄養素とカロリーで過ごします。断食後、多くの人が「これだけの量でも大丈夫だった、生きていけるんだな」と感じます。すると、今までの自分の食生活を振り返り、食べ過ぎていたことに気が付くのです。

飽食の時代、おいしいものがたくさんあり過ぎて、ついつい食べ過ぎてしまいます。それが体に負担をかけていたことを、断食によって思い知るのです。あなたはお腹がすいていないのに、おいしいからといって食べてしまっていませんか？

「You are what you eat」

Point

- 「あなたはあなたが食べたものでできている」という海外のことわざに、食と体の関係性が表れている
- 不要なものを体の外に出し体内をきれいにしてから食べ物を摂ると、それが体を作ることが実感できる
- 食べ物と体は密接につながっている
そんな当たり前のことに改めて気が付ける

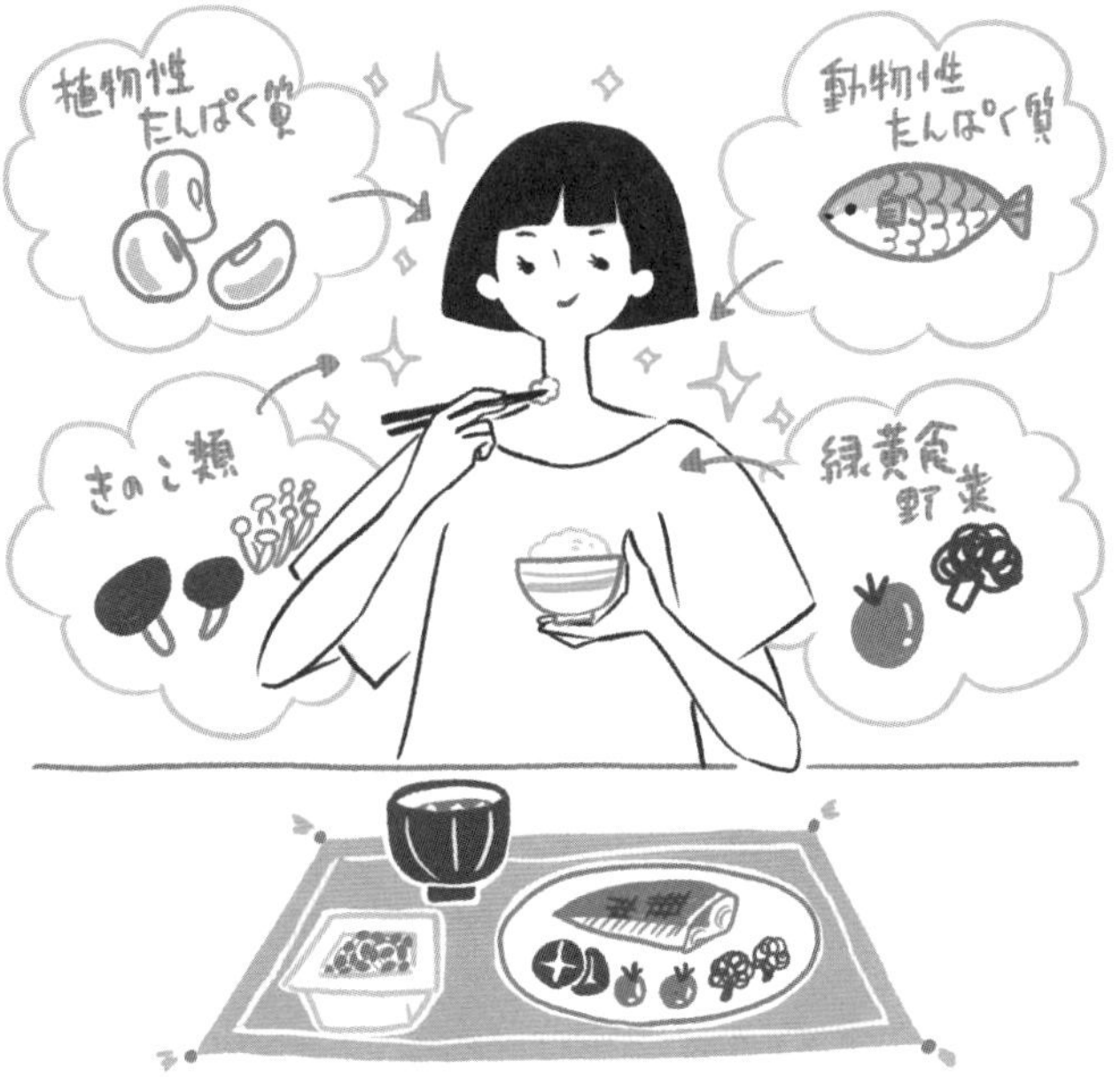

自分の体が何でできているか知っている？

海外に「You are what you eat」ということわざがあります。「体は自分が食べた食べ物からできている」という意味です。

私たちの体は37兆個の細胞の集まりで成り立っていると言われています。これらの細胞は私たちが食べた食べ物を原材料にして作られているわけです。

言われてみると、当然のことなのですが、毎日の食生活のことなので、ついうっかり忘れてしまいます。仕事や家事で忙しいと、それも仕方ないことかもしれません。

しかし、断食＝食べないことによって、「食べることで体がどのように変化するのか」、これをありありと体感できます。つまり、冒頭のことわざがより痛感できるのです。

Point

気まぐれ断食で心も変わった！

- 断食の成功体験によって自信が付き
いろいろなことに挑戦できるようになった

- 体や肌の調子がいいと何事にも前向きに取り組めるように
友人と会うこと、人前で話すことが楽しくなった！

- 小さなことにイライラしたり、不安になったりせず
いつでもニコニコ笑顔でいられるようになった

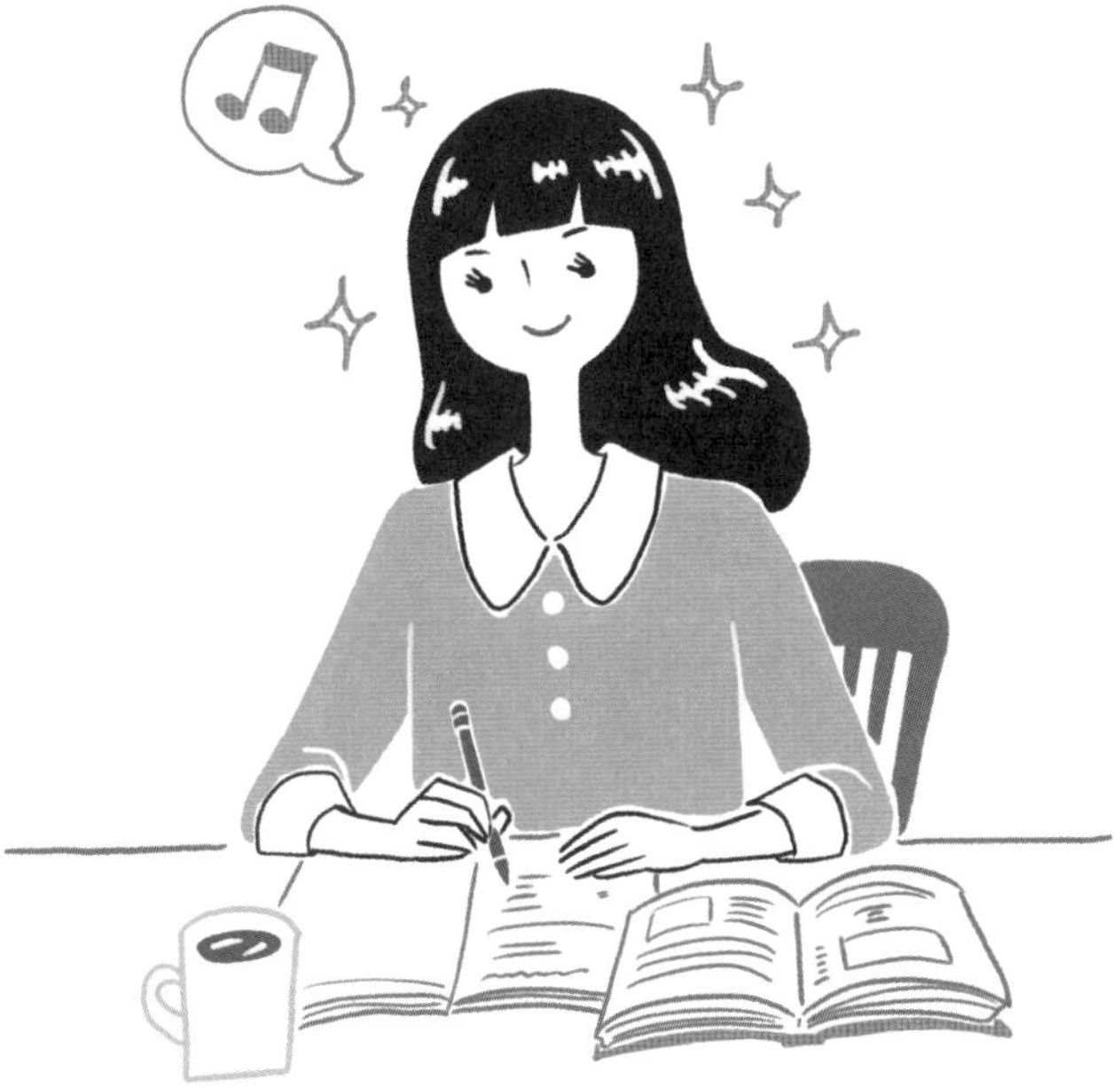

断食は現代人にとって万能薬だった

断食にはダイエット以外の健康効果があることは前述したとおり。「むくみが解消した」「睡眠の質がよくなって疲れにくくなった」「肌のトーンが上がった」お客様から言われた言葉です。

興味深いのが、断食前後でマインドががらりと変わったような人が現れること。断食を終えると、体だけではなく、心も整い気持ちが前向きになるのです。これは断食を数日間行うことで、脳波に変化が起こるためといわれています。

朝の体や肌の調子がよかったり、快眠できて疲れが取れていたりすると、一日の気分も上がりますよね。断食によってそんな毎日を送る人たちは、自信が付いてポジティブに生きることができるようになります。断食は現代人にとって、まさに万能薬となりうる健康法なのです。

ライフスタイルも変わった！①

Point

- 朝、目覚ましなしでもパッと起きられるようになる
  仕事や家事、趣味の時間などに朝の時間を有効活用できる

- 頭も心もスッキリして、やる気や集中力が上がる
  仕事・家事が効率よくなり、オンオフともに充実する

- 花粉症やアレルギーの改善などが起き、免疫力も向上
  いろいろなことに挑戦するなど、生活の質が大幅にアップ

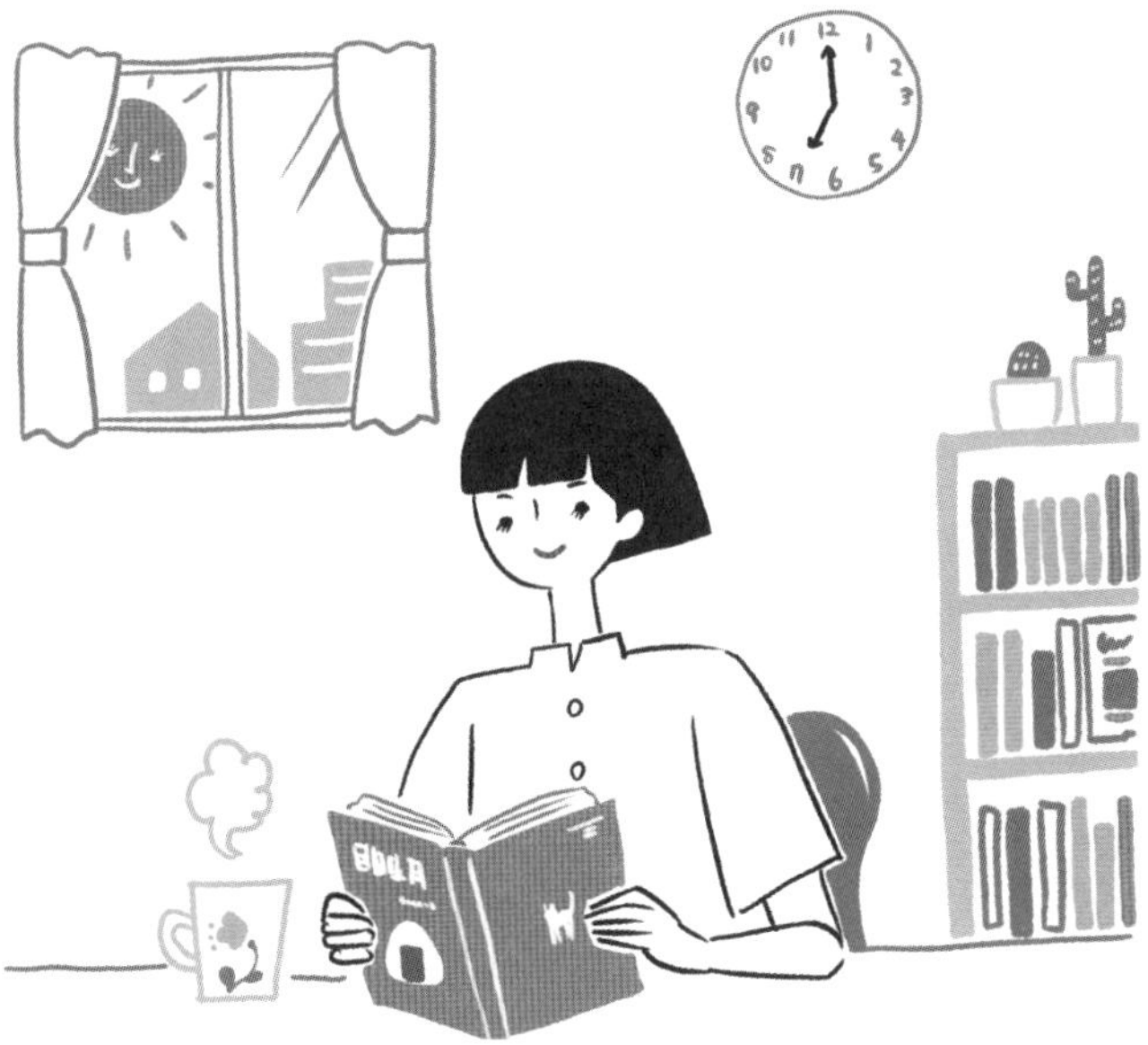

朝日を浴びて元気をチャージ！ 朝型生活に

気まぐれ断食のうれしい効果の一つに、睡眠の質の向上があります。断食した後は朝、スッキリ起きられるようになり、前日の体の疲れも残りません。午前中を有意義に過ごせるようになり、読書をしたり、資格の勉強をしたり、趣味の時間にあてたりと、朝の時間が豊かなものに。

朝パッと目が覚めると頭の回転もよくなり、気持ちも晴れ晴れ。前向きに過ごせて、仕事や家事の充実度もアップします。新しいことにチャレンジする意欲もがぜんわいてくるようです。

また、断食によって自然治癒力が高まり、免疫力も向上。体調を崩しづらい体になります。花粉症やアレルギーなど体質の改善も多く報告されています。薬の量が減ったりするので日々の生活の向上につながります。

ライフスタイルも変わった！②

Point

- 断食中に、部屋の整理整頓をはじめたくなる
  体・心だけではなく生活もシンプルを好むようになる

- 買い物で「本当に欲しいもの？」「必要なもの？」と自問
  余計な買い物が減り、無茶な消費グセもなくなった

- 断食を行う日に部屋の掃除・片付けをするなど
  断食が生活の節目になり、メリハリが生まれる

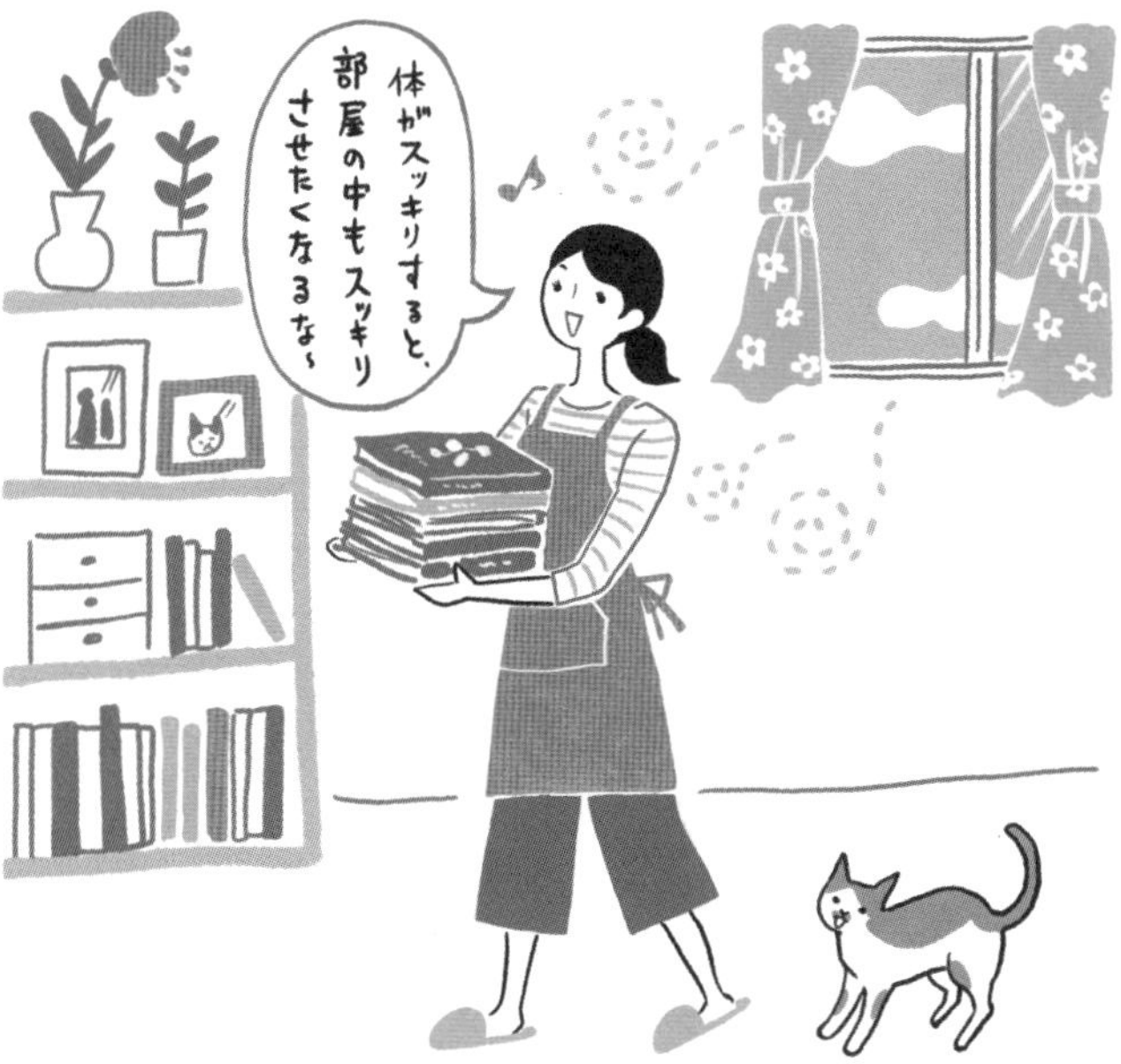
体がスッキリすると、部屋の中もスッキリさせたくなるな～

物を大切にするシンプルライフに

断食中は食事の時間がなくなるので、1日の時間が増えたように感じます。そうすると、普段は目につかない部屋のごちゃごちゃした部分が気になり、整理整頓をはじめる人も多くいます。

自分が数多くの物に囲まれていたことに気が付き、余計な物をため込むことにためらいを感じます。すると、断食後、食品以外の買い物も必要なものだけ買うようになるのです。体や心だけではなく、物もスッキリさせたくなる、それも断食のうれしい効果です。

やがて断食をするたびに、部屋の片付けや身の回りの整理整頓、小さな模様替えをするようになる人も。生活そのものにメリハリがついてくるのです。断食を機に、自然体でシンプルな暮らしを送る毎日に変えてみるのはいかがでしょうか。

こんな人は断食を控えて

Point

- 妊娠中の人や授乳中の人
- 糖尿病や高血圧で薬を断薬することにリスクがある人
- 過去に心筋梗塞や脳卒中を起こしたことがある人
- がん・精神病・狭心症・不整脈など治療中の疾患がある人
- 成長期を迎えている子ども

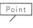

断食をオススメしない人

BMI（体格指数）18.5 未満の「やせ」の人	栄養失調や低血糖になる可能性も。しっかりとした食事を摂り、筋肉をつけ体重を増やすことが優先
体調不良や慢性疾患で継続的に薬を飲んでいる人	断食中は薬の吸収率が高まってしまい、副作用が出やすくなるので
脳や心臓などに疾患のある人	脳や心臓だけではなく、肺、肝臓、腎臓、胃腸に症状のある人も断食は避けるべき
妊娠している人	母体から排出される毒素が胎児に流れ、胎児の発育に影響が出ることも
成長期の子ども	栄養が必要不可欠だから。発育に影響が出る可能性も

あくまでも健康な人がより健康になるための健康法

私のオススメする断食法は酵素ドリンクを使いながら行うものです。いろいろある断食法の中でも、比較的、気楽に行えるものではありますが、当然ながらリスクもあります。栄養をあまり摂らない分、体へ負荷がかかることもあるからです。断食中は、薬の吸収率も高まるため副作用が出やすくなります。

断食とは基本的に、健康な人がより健康になるため、ダイエットのために行う方法。そのため、断食を勧めない方もいます。例えば、右ページに挙げた方々です。また、健康な方でも、仕事などで忙しいなど体調の悪い時も控えましょう。

もしやりたい場合は、専門家に相談するか、主治医に相談をしてから行うようにしましょう。断食を治療に活用しているクリニックもあります。

COLUMN 1

密かなブーム 妊活断食

最近話題になっているのが、妊活の一環として取り組む「妊活断食」です。実際に私のお客様の中にも妊活のために断食を行い、無事に妊娠・出産された方がいらっしゃいます。

断食は体に溜まった老廃物を出し代謝を高め、体を整えていきます。断食によって生理の周期が調整され、ホルモンバランスも安定しやすくなるため、妊娠しやすい体になります。不妊の原因はさまざまありますが、添加物や環境ホルモン、有害ミネラルといった重金属類などが体内に溜まることが一因とも言われています。断食を行えば、こういった不純物を体外に出せるのです。

また、男性で食生活が乱れやすい方には、精子の奇形も増えています。これも不妊の一因といえます。子どもを授かるために、女性だけではなく男性も妊活断食に取り組むといいでしょう。

Kimagure Danjiki

PART
2

あなたに合う断食を探そう

「気まぐれ断食」の基本がわかったら、
今度は自分に合う断食スタイルを探してみましょう。
チェックシートでわかりやすく見つけられますよ。

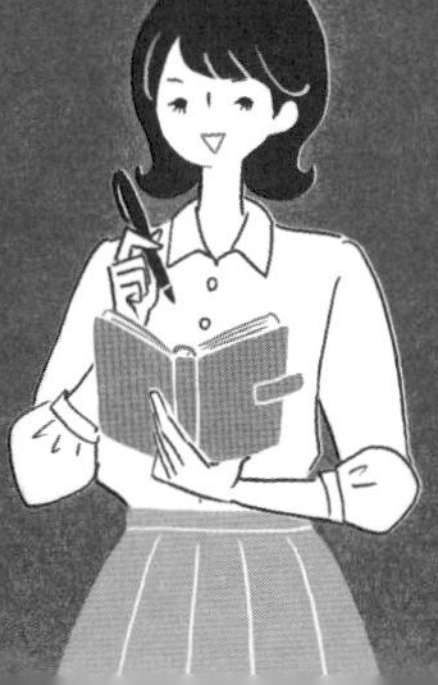

チェックシートで探す断食スタイル

16時間から3日まで断食期間はいくつかあり、合うものは一人一人違います。次のチェックシートを読み、当てはまるものにチェックを入れてみましょう。どの回答が一番多かったかによって、自分に合う断食のスタイルが見つかります。

	はい	どちらかと言えば、はい	どちらかと言えば、いいえ	いいえ

どれが一番チェックが多かったですか？

「はい」が一番多い
↓
16時間断食

「どちらかと言えば、はい」が一番多い
↓
1日断食

「どちらかと言えば、いいえ」が一番多い
↓
2日断食

「いいえ」が一番多い
↓
3日断食

詳しい診断結果は次のページで

さまざまなダイエット法に挑戦しては失敗してきた
ストイックなダイエット法はあまり好きではない
今すぐ痩せたいわけではないが、体重が少し気になる
無理せずに体重を落としたい
ジムでトレーニングなどハードな運動をするのが苦手だ
全く食べないことに不安を感じる
断食ができるかどうか自信がない
以前、断食に挫折したことがある
断食を試してみて具合が悪くなったことがある
気軽に断食を行いたい
甘いものをよく食べてしまっている
肉類や揚げ物が好きでよく食べている
米よりもパンや麺類を食べることが多い
コンビニ弁当やインスタント食品を食べる機会が多い
コーヒーやアルコールをよく飲んでいる
タバコを吸う量が他人よりも多い
健康のために何かやりたいと思っているができていない
自分は痩せ型だと思う
体が冷えやすい、冷え性である
貧血や立ちくらみを起こすことがある
イライラしやすい、情緒不安定である
偏頭痛持ちである
血圧や血糖値など体調面で不安な点がある
意志が弱い方だ
どちらかと言うと慎重な方だ
合計

あなたに合う断食スタイルはどれ？

チェックシートで自分に合う断食スタイルは見つかりましたか？「16時間断食」「1日断食」「2日断食」「3日断食」のそれぞれの特徴を簡単にまとめました。

16時間断食

難易度	★☆☆☆☆
減量効果	★★☆☆☆
デトックス効果	★★☆☆☆

P70 ～ 73 をチェック

1日断食

難易度	★★☆☆☆
減量効果	★★★☆☆
デトックス効果	★★☆☆☆

P74 ～ 77 をチェック

2日断食

難易度	★★★★☆
減量効果	★★★★★
デトックス効果	★★★☆☆

P78 ～ 81 をチェック

3日断食

難易度	★★★★★
減量効果	★★★★★
デトックス効果	★★★★☆

P82 ～ 85 をチェック

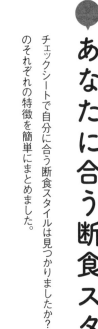

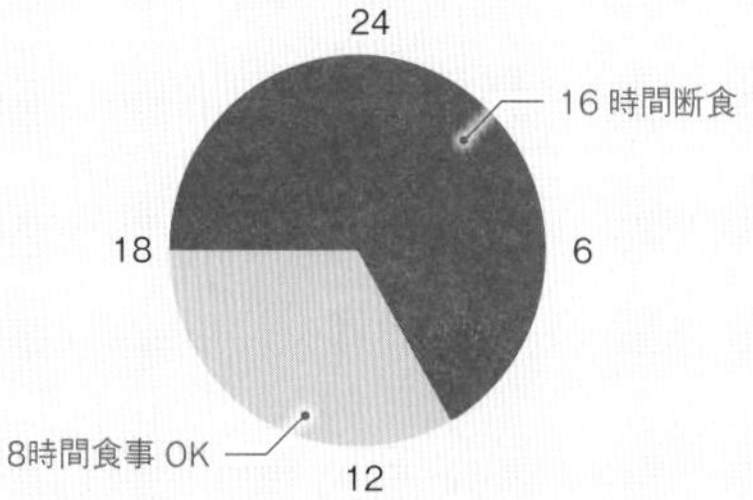

お気軽さナンバー 1

16 時間は食事せず、8時間は食事をするスタイル。何時から何時まで空けても大丈夫。自分のライフスタイルに合わせて選べます。「食べられない」というプレッシャーがない分、気軽に行えて初心者に向いています。

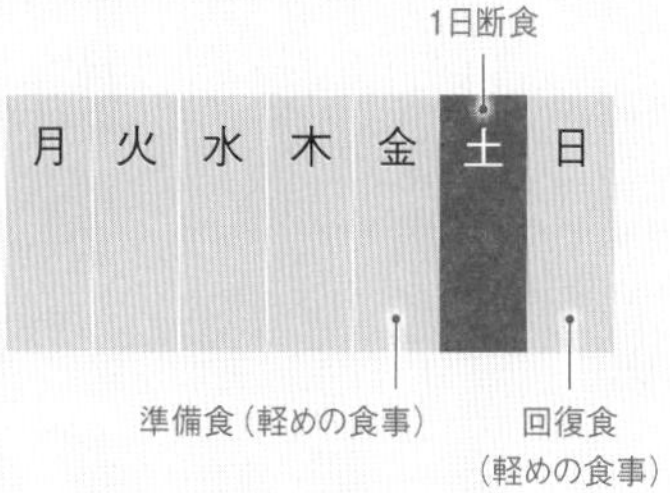

手軽にでき効果もあり

24 時間、食事を摂らないスタイルです。数日間断食するよりは困難さが減り、16 時間断食よりは、ダイエット効果をしっかり体感できます。断食する日の前後の食事に気を付けることが成功の鍵です。

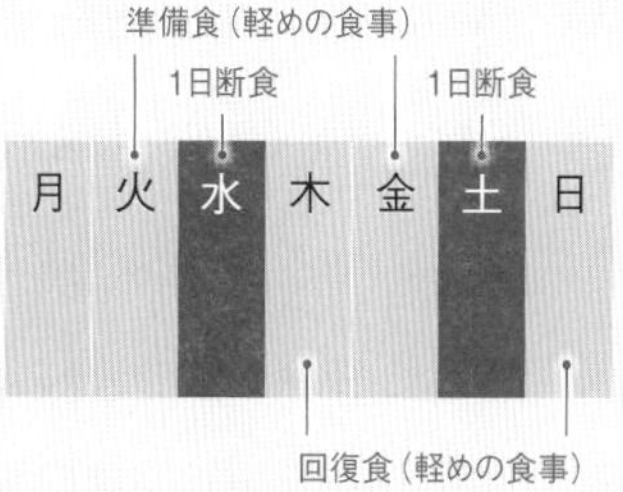

慣れてきたらチャレンジ

1週間で連続しない2日、食事を摂らないスタイルです。断食前後の食事にも気を付けます。16 時間断食や1日断食に慣れてきたら、挑戦してみるといいでしょう。より減量効果やデトックス効果が高くなります。

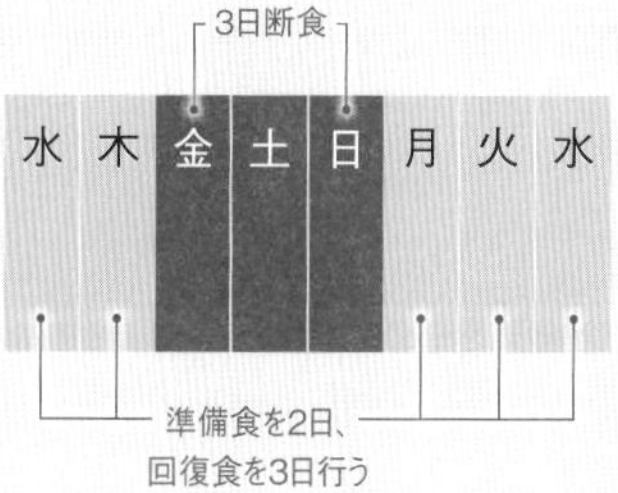

ここまでできたら上出来

3日間、食事を摂らないこのスタイルはやや中級者向けです。ただし、「真の断食」ともいえるほど、ダイエット効果も高いです。体だけでなく、精神面でも「整う」感覚を得られることでしょう。

それぞれの断食スタイルの詳細は次からのページで解説します。※前ページのチェックシートで断食初心者にもかかわらず、3日断食になった方は無理せず 16 時間断食からはじめることをオススメします。

16時間断食ってどんなもの？

Point

- 1日のうち16時間は食べないというスタイル
残り8時間は食事をしてもよい（何回摂ってもよい）

- 1～2週間は続けてみよう
継続することで効果を体感することができる

- 1日断食よりも効果をやや感じにくいが
食事時間をコントロールできる人にオススメ

16時間断食とは……

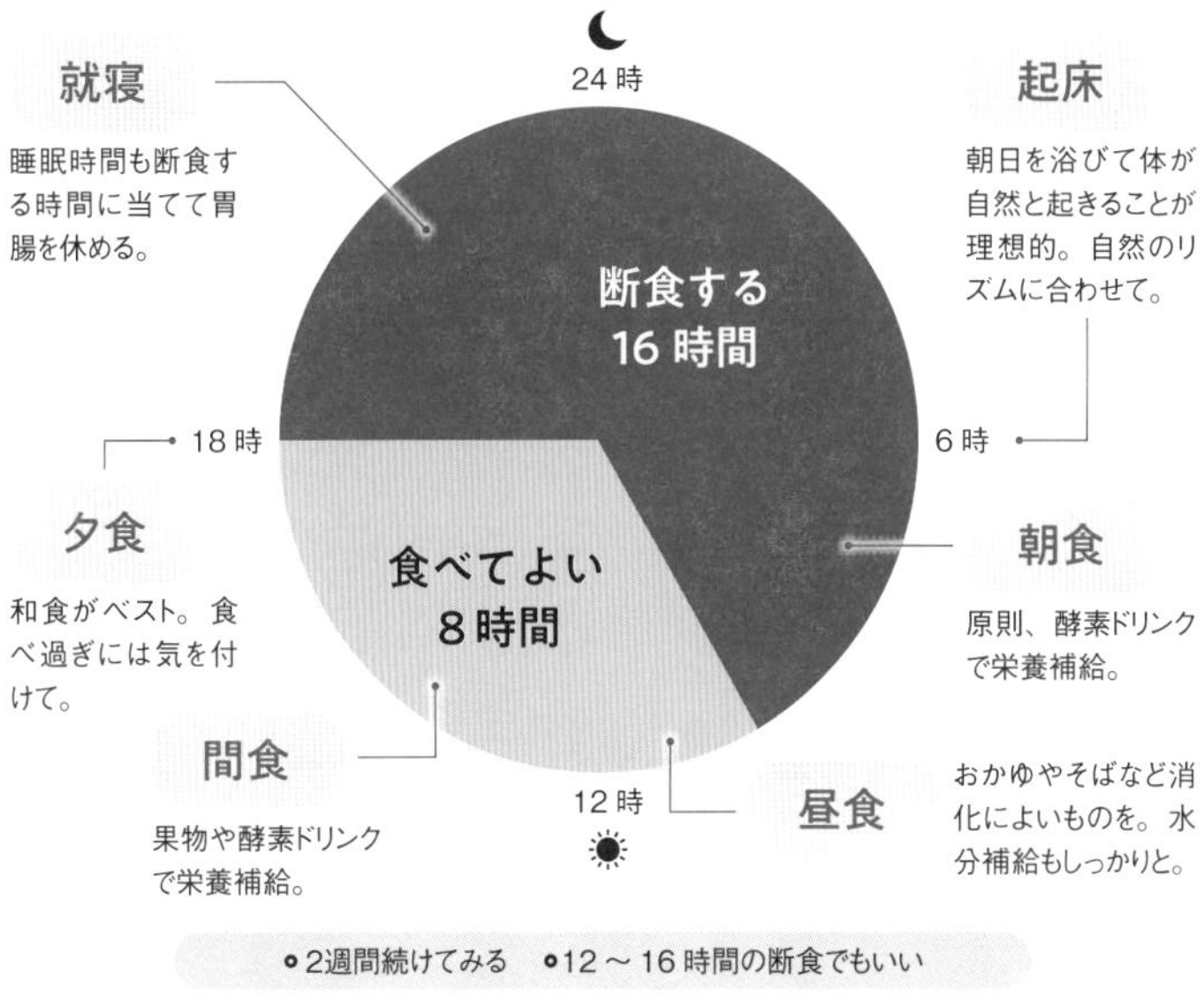
24時
就寝
睡眠時間も断食する時間に当てて胃腸を休める。
起床
朝日を浴びて体が自然と起きることが理想的。自然のリズムに合わせて。
断食する
16時間
18時
6時
夕食
和食がベスト。食べ過ぎには気を付けて。
食べてよい
8時間
朝食
原則、酵素ドリンクで栄養補給。
間食
果物や酵素ドリンクで栄養補給。
12時
昼食
おかゆやそばなど消化によいものを。水分補給もしっかりと。
●2週間続けてみる　●12～16時間の断食でもいい

初心者に最適なプチ断食習慣

「16時間断食」とは、1日のうち8時間で食事を済ませ、残りの16時間は食べないという方法。断食中は、水分以外は基本的に摂りません。最大のメリットは「食事しつつ行える」という点。そのため成功しやすく、初心者には安心です。

ほかの断食法と比べ、スッキリ感やデトックス効果は少々低いですが、はじめる上でのリスクが低く気軽に取り組めます。

効果を感じるためには、最低でも1～2週間続ける必要がありますが、まずお試しで1日だけやってみてもよいでしょう。1日やってみて続けられそうなら、徐々に日数を増やしてみます。

ただし、日中仕事をしている人や子育てが大変な人など、8時間のうちに食事を済ませることが難しい人には、あまり向きません。

16時間断食のポイント

Point

- 1〜2週間ほど続けると効果を感じやすい
自信のない人は1日だけ試し体を慣らしていこう

- 断食中に体がフラついたり倦怠感があったりしたら
酵素ドリンクを飲み、栄養補給を行ってもよい

- 断食時間はキッチリ16時間ではなくてもよい
12〜16時間の範囲でもOK！　継続が大切

16時間断食のうれしい効果

Point
- 食べ過ぎた胃腸を休め、体のコンディションを整えていく
- 摂取カロリーを抑え減量効果をもたらす
- 小食にすることで代謝がアップし太りにくい体を作れる

16時間断食に向いている人

Point
- 全く食べないやり方に少し不安を感じる、「食べないと無理」と思っている人
- 食事の時間をある程度コントロールできる人
- 健康診断の数値や体調に不安がある人

1日断食ってどんなもの？

Point

- 丸1日（24時間）食べないことで
胃腸をしっかり休ませ体のコンディションを整える

- 丸1日食事を摂らないため
16時間断食より減量効果を期待できる

- 16時間断食同様、気軽に取り組みやすい
断食初心者、再挑戦者にオススメ

1日断食とは……

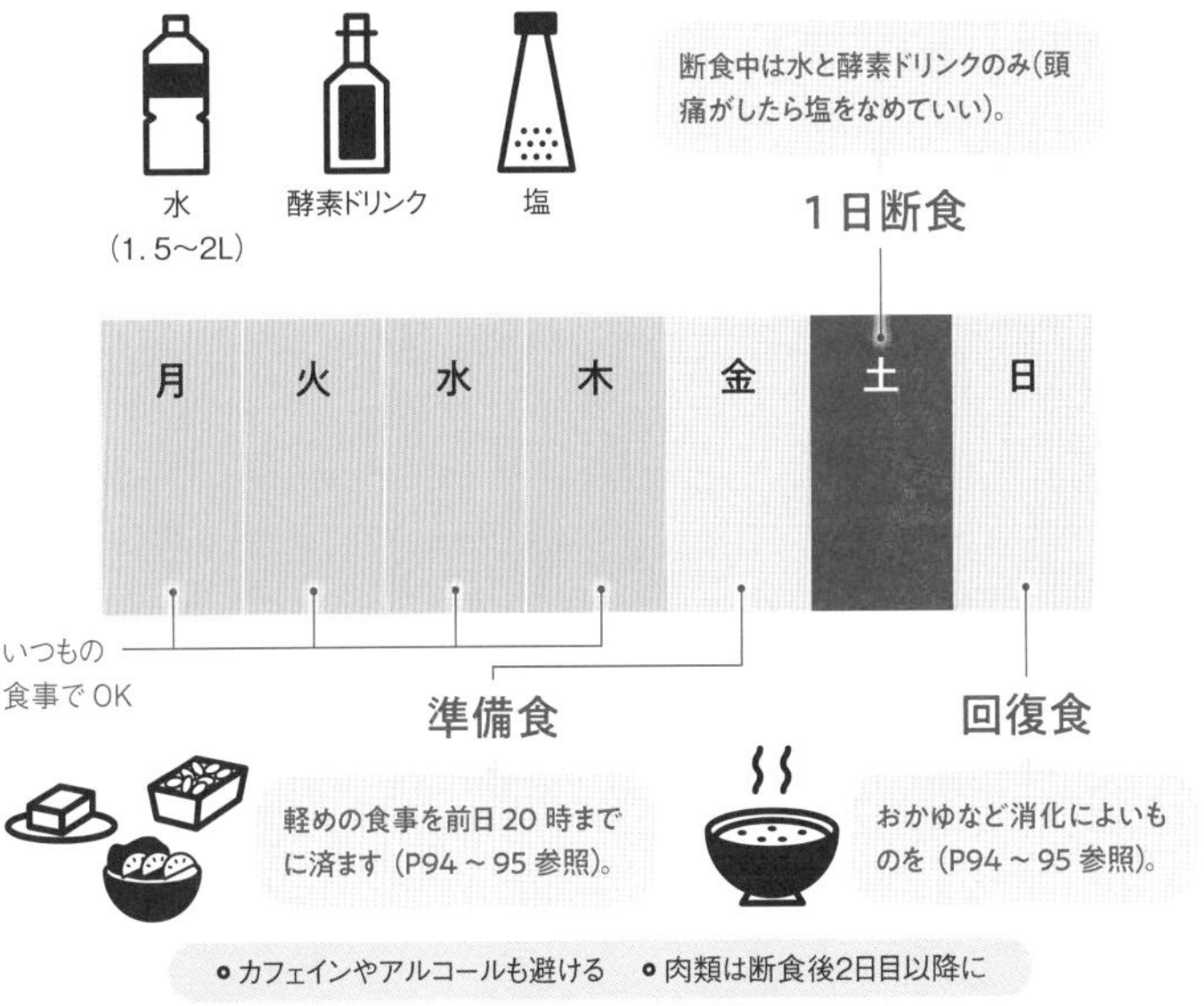

水
(1.5～2L)
酵素ドリンク
塩
断食中は水と酵素ドリンクのみ(頭痛がしたら塩をなめていい)。
1日断食
月
火
水
木
金
土
日
いつもの食事でOK
準備食
回復食
軽めの食事を前日20時までに済ます(P94～95参照)。
おかゆなど消化によいものを(P94～95参照)。
カフェインやアルコールも避ける
肉類は断食後2日目以降に

初心者にもやりやすく断食効果もばっちり

1日断食とは丸1日食べない方法。数日間の断食に比べるとハードルが低く、リスクも少ないのではじめやすいです。16時間断食のように、なかなか断食の効果を感じられないということもなく、体のスッキリ感をしっかりと体感することができ、体重も落とすことができます。

1日断食を行う場合、断食中は水分と酵素ドリンクを摂りながら過ごします。それ以外のものは摂らないようにします。

また、断食する日の前の準備食、断食後の回復食もしかるべきものを選びます。ここを疎かにすると断食の効果が薄くなってしまうばかりか、かえって体の調子を悪くする恐れがあります。後述する通り、正しく準備食と回復食を用意するようにしましょう。

1日断食のポイント

Point

- 丸1日食べない間は酵素ドリンクを飲みながら過ごす
- 水分補給をしっかりと行う。 飲む量は1日1・5~2Lほど
- 断食前後の準備食と回復食の日をそれぞれ1日とる 断食日を含めて計3日間の日程は食事に気を付ける

1日断食のうれしい効果

Point

- しっかりと胃腸を休め体のコンディションを整える

- 摂取カロリーを抑えることによる減量効果
- 代謝酵素の働きが促進され代謝がアップする
- 成長ホルモンの分泌が活発になり、お肌ツルツルに

1日断食に向いている人

Point

- 週末に断食の日数をしっかり確保できる人
- 断食を手軽にライフスタイルに取り入れたい人
- 断食初心者で一度挑戦してみたいと思っている人

2日断食ってどんなもの？

Point

- 1週間のうち2日、断食をする
  この2日は連続させずに1日ずつわけて行う

- 断食した翌日はおかゆやそばを中心とした
  胃にやさしい回復食を摂る

- 2週間～1ヶ月、続けると効果大
  デトックス効果を感じやすく減量効果も高い

2日断食とは……

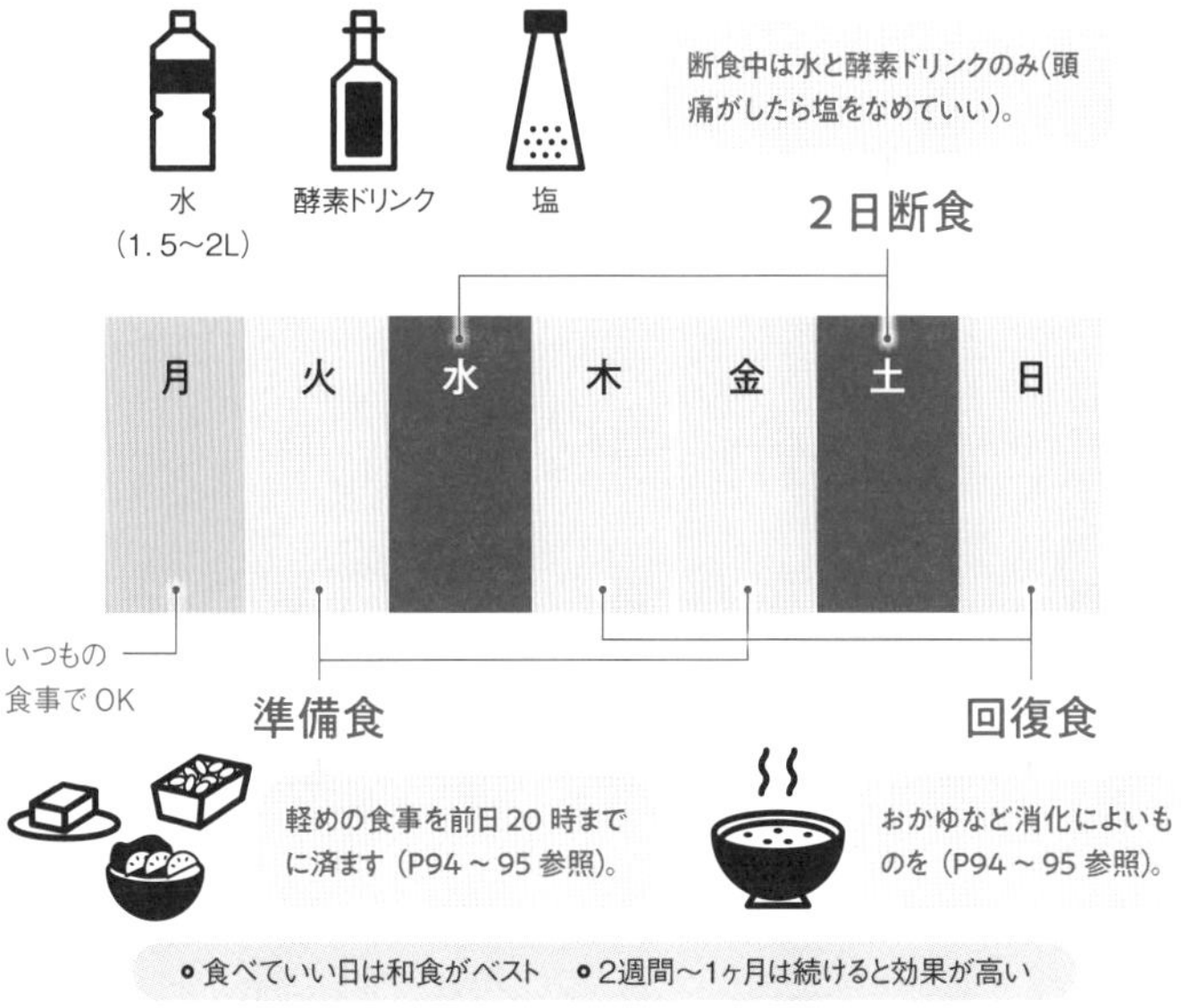
断食中は水と酵素ドリンクのみ(頭痛がしたら塩をなめていい)。
水
(1.5～2L)
酵素ドリンク
塩
2日断食
月
火
水
木
金
土
日
いつもの食事でOK
準備食
回復食
軽めの食事を前日20時までに済ます（P94～95参照)。
おかゆなど消化によいものを（P94～95参照)。
食べていい日は和食がベスト
2週間～1ヶ月は続けると効果が高い

ちゃんと痩せて断食習慣も身に付く

2日断食とは、1週間のうちに丸1日食べない日を2日設ける断食法です。例えば、水曜日と土曜日は丸1日食べずに、その翌日におかゆやそばなど軽めで消化によい食事を摂り、残りの3日間（そのうち2日は準備食）は通常の食事を摂るという断食スタイル。残り3日は好きなものを食べてよいですが、揚げ物や肉類など消化に悪い食事を避けたほうが、断食効果を損なわずにすみます。

通常の1日断食よりもダイエット効果が高い分、ややハードルが高くなるのも事実。16時間断食や1日断食に慣れてきてから、試してみるのがいいでしょう。

この断食は2週間から1ヶ月ほど続けることで、より効果的です。もちろん気まぐれに1週間だけやるのもオススメです。

2日断食のポイント

Point

- 1週間のうち都合のいい2日、断食をする
  つまり、週に2回、1日断食を行う
- 断食の翌日は消化によい回復食を食べ
  揚げ物や肉類などは避ける
- 断食前も暴飲暴食を避け
  軽めの食事を心がけて食べ過ぎに注意する

2日断食のうれしい効果

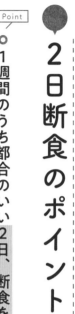

Point

- より高い減量効果を得られ、ダイエットに成功する
- 代謝酵素の働きが促進され、代謝がアップする
- 生活にメリハリが生まれ、生きる活力が上がる

2日断食に向いている人

Point

- 断食で安全に減量したい人
- しっかりとダイエット効果を感じたい人
- 1日断食の経験者で、断食を楽しく感じられる人

3日断食ってどんなもの？

Point

○ 3日間全く食べない断食スタイル

連続した3日で断食をすることで大きな減量効果がある

○ 胃の中は空っぽ。しっかりデトックスできて

脂肪燃焼のちゃんとできる体を作ることができる

○ 体の中の老廃物を出しきって

すっきりリセットしたい人にオススメ

3日断食とは……

断食中は水と酵素ドリンクのみ(頭痛がしたら塩をなめていい)。
水
(1・5〜2L)
酵素ドリンク
塩
3日続けて断食
水
木
金
土
日
月
火
水
準備食
回復食
軽めの食事を前日20時までに済ます（P94〜95参照）。
おかゆなど消化によいものを（P94〜95参照）。
カフェインやアルコールも避ける
準備食と回復食は必ず摂る

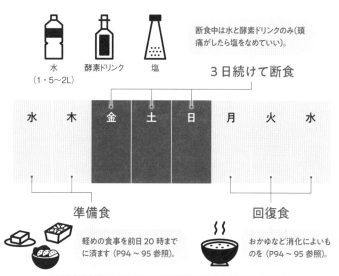

「真の断食」とも呼べる本格的な断食方法

3日間という、今回紹介した中で一番、日数が多く、最も効果の高い断食法です。3日連続して断食を行うことで（水と酵素ドリンクは摂取）、体の中では大きな変化が起こります。そして、準備食と回復食は計5日間設ける必要があります。

私たちの体は、糖質を燃やしてエネルギーを作りますが、断食を連日行うことで糖質を燃やすエネルギー回路から脂肪を燃やしてエネルギーを作る回路へと切り替わります。すると、効率よく脂肪の燃焼が起こり、体内のデトックスも進みます。

ほかの断食法よりも効果が高い反面、リスクも大きくなります。前述の3つの断食に慣れてから行いましょう。疾患のある人や体調に不安がある人は一人で行わずに、必ず専門家のアドバイスを受けながら行いましょう。

3日断食のポイント

Point

- 連続した3日間を断食。断食中は水を飲み専用の酵素ドリンクで栄養を補給する
- 断食の前2日間、後ろ3日間は準備食と回復食を摂る準備食と回復食が成功の秘訣
- 初回は仕事が忙しくない時期、あまり外出しない日などスケジュールに余裕を持って

3日断食のうれしい効果

Point

- 脂肪燃焼とデトックス効果がとても高い
- 睡眠の質が改善。朝の寝起きがスッキリして疲れも回復
- 花粉症などアレルギー症状の改善や妊活効果の期待大

3日断食に向いている人

Point

- 脂肪をしっかりと燃やして体重を落としたい人
- 断食に日数やお金をちゃんとかけられる人
- 基礎疾患などがなく健康体の人

気まぐれ断食には酵素ドリンクを

Point

- 断食中は水、塩のほかに酵素ドリンクを飲用
  それがオススメの気まぐれ断食法

- 栄養素たっぷりの酵素ドリンクを飲むことで
  効果の高い断食を安全に行うことができる

- 酵素ドリンクは断食中に唯一体に取り入れる栄養素
  ケチケチせずに、良質なものを選ぶべし

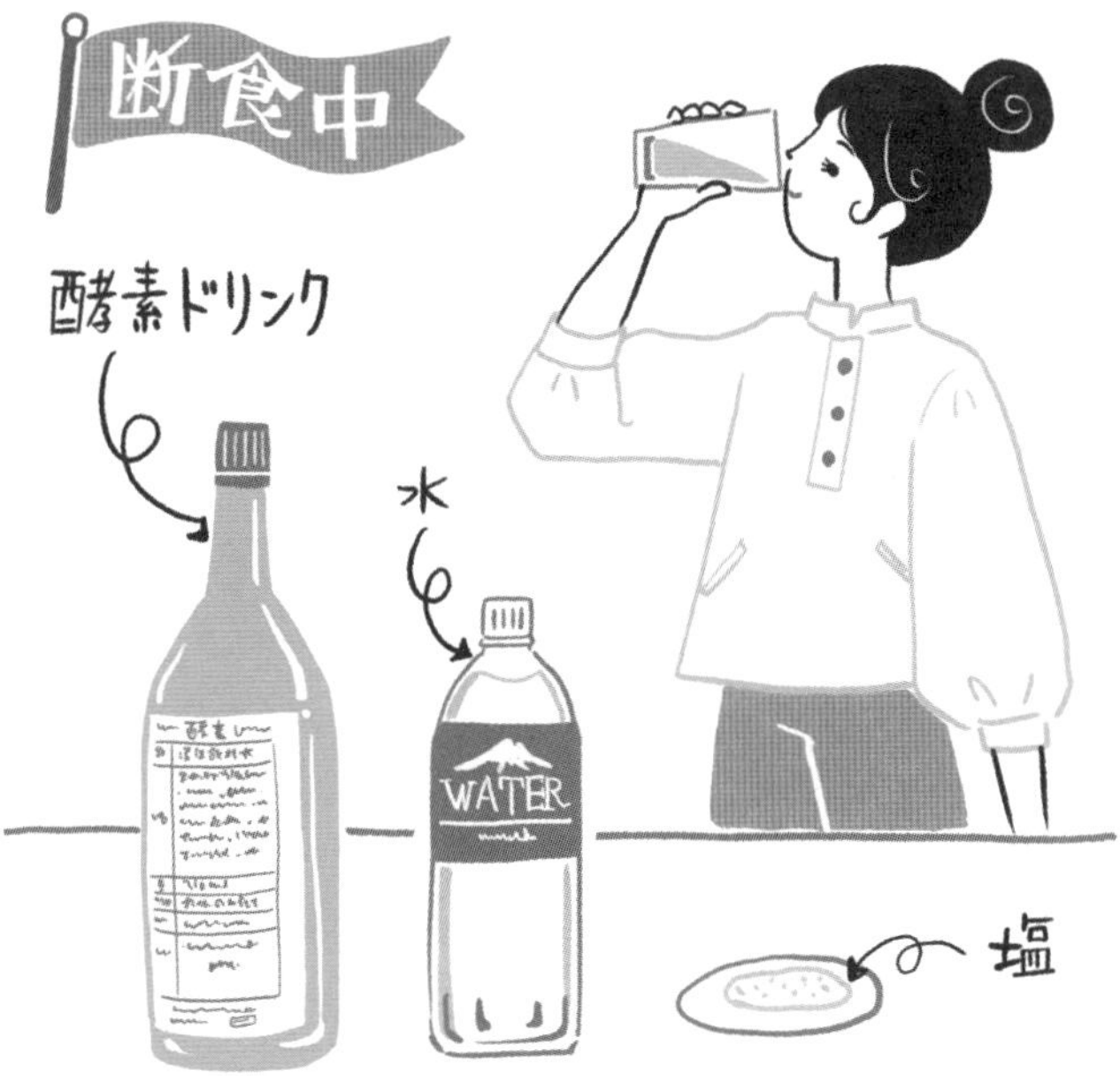

手軽かつ安全に断食を行うための重要アイテム

断食にはさまざまなやり方がありますが、本書では酵素ドリンクを使った断食をオススメします。酵素ドリンクとはさまざまな野菜や果物、野草を発酵熟成させた飲み物で、断食中の栄養源となる高栄養発酵飲料です。断食中に体内に入れるのは、水と塩、そしてこの酵素ドリンクのみです。

酵素ドリンクは非常に多くの栄養素を含んでいます。断食中は酵素ドリンクから最低限のカロリーと栄養素を補給し、体の代謝機能を促進させ脂肪燃焼やデトックスを行います。

酵素ドリンクは断食にとって重要なものです。多少金額がかかっても、良質な酵素ドリンクを選ぶことが大切です。断食で得られる成果はこの酵素ドリンクで大きく左右されてしまいます。しっかりと選びましょう。

なぜ酵素ドリンク？

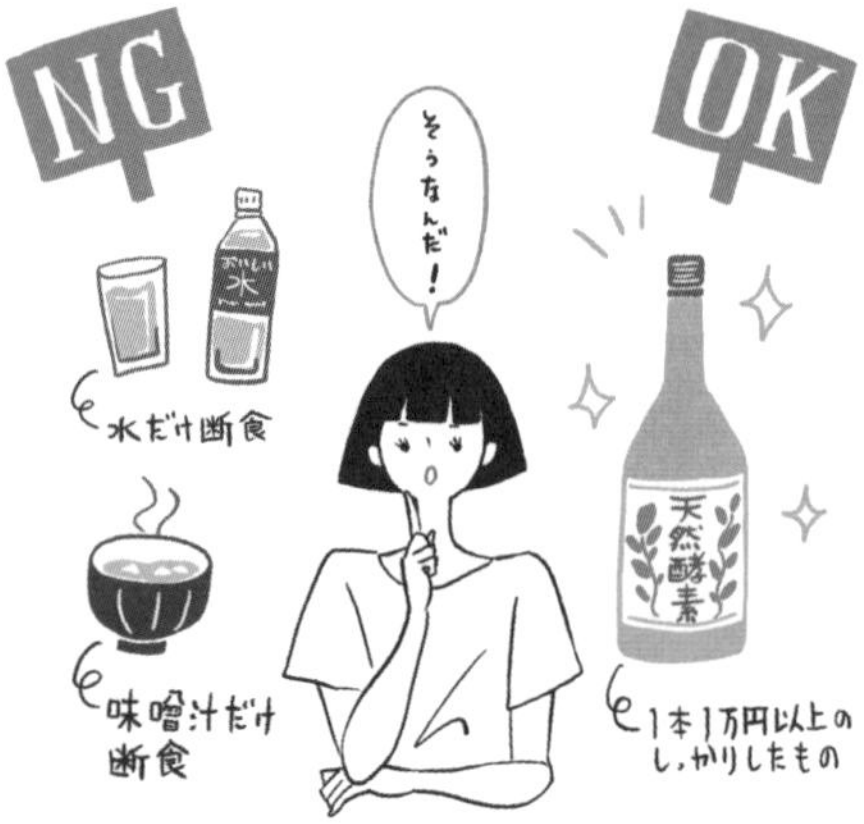
NG
OK
そうなんだ！
おいしい水
水だけ断食
味噌汁だけ断食
天然酵素
1本1万円以上のしっかりしたもの

代謝を行いながら断食できるのが酵素ドリンク

酵素ドリンクを使う理由は主に3つあります。

1つ目は栄養補給のため。従来の断食は水だけ、もしくは味噌汁を飲みながら行う方法が一般的でした。こうした断食は断食中にほぼ栄養素を摂らないので辛いもの。リスクも伴います。

栄養士の観点から見ると、栄養素やカロリーをまったく摂らずに行う断食は筋肉の分解の促進などデメリットがあります。ですので、酵素ドリンクで最低限の栄養素の補給が理想的です。最低限の栄養素を補給することで、体の代謝が働き、断食が楽に、そして断食効果が高まります。

2つ目は内臓を休めるため。私たちはほぼ毎日食事を摂り、常に胃や小腸を使っています。特に食べ過ぎ・飲み過ぎてしまうと、内臓は疲弊し、軽い炎症を起こすこともあります。

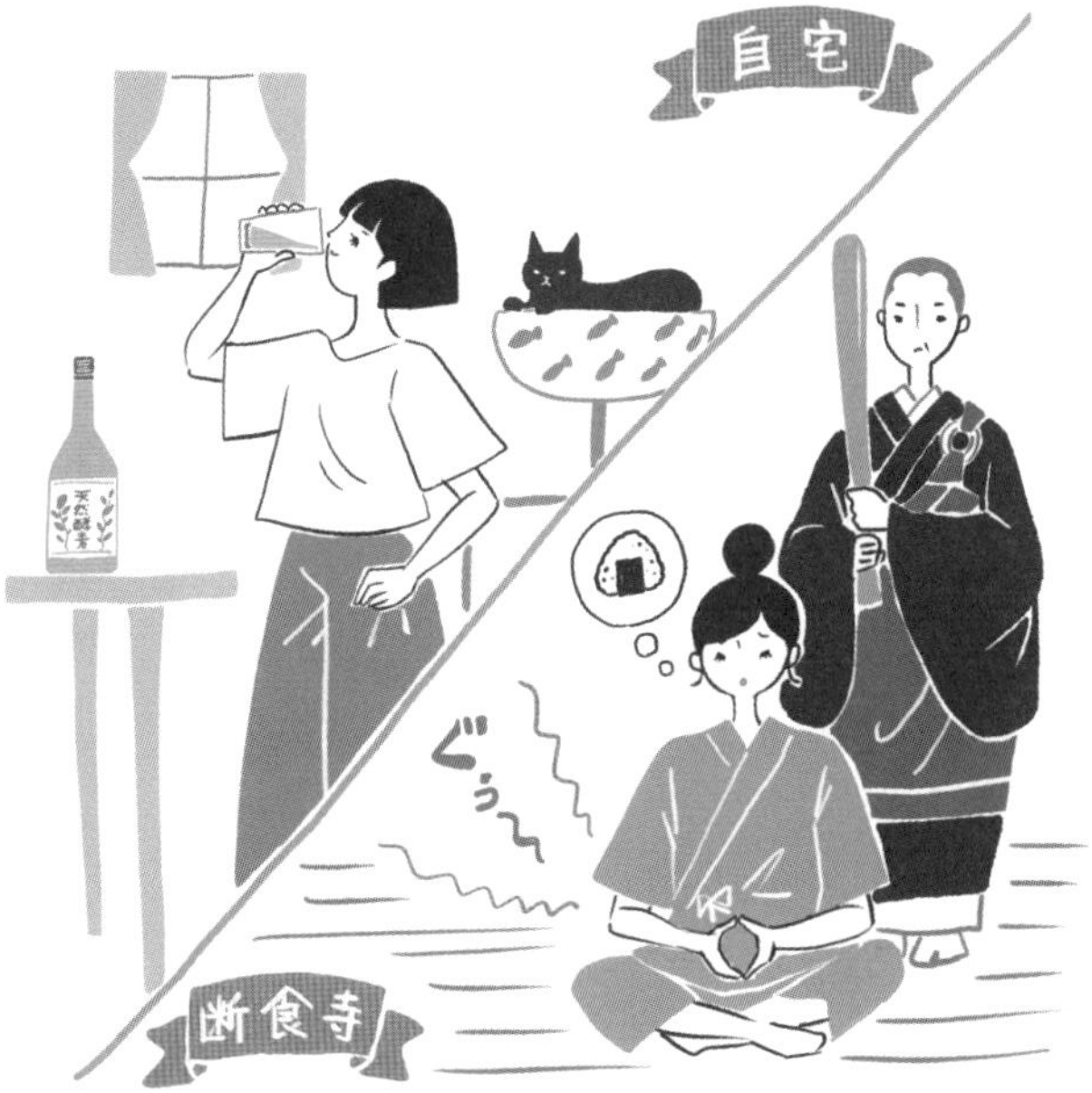

自宅にいながら断食できる それも大きなメリット

そこで、内臓を休めながら栄養を補給するために、酵素ドリンクを使うのです。酵素ドリンクは発酵する過程で、栄養素が小さく分解されるため、胃で消化を行わず、小腸ですぐに吸収できる飲み物。胃や小腸の負担を最小限に抑えながら、必要な栄養素を補給できます。

3つ目の理由は、手軽に断食が行えるから。今までの断食は摂取する栄養素を極限まで抑えるものが多く、日常生活を送りながら断食するのが難しい方法ばかりでした。そのため、断食道場やお寺などで行うことが多かったのです。しかし、酵素ドリンクを使うことで、最低限のカロリーと栄養素を補給できるため、日常生活を送りながら、断食をすることができます。「プチ断食」が普及したのも酵素ドリンクのおかげなのです。

酵素ドリンクを選ぶ際の7ヶ条

Point

- 白砂糖や果糖ブドウ糖液糖などが使われていない
- 発酵した原液を加水していない原液100%のもの
- 発酵期間が1年以上のもの
- 原材料が50種類以上の野菜や果物、野草で作られている
- 原材料は無農薬のものを使用している
- 保存料・防腐剤・酸化防止剤・人工甘味料・着色料・香料を不使用
- マグネシウムやL-カルニチンなど代謝を高める成分を含有

断食中に飲む水はどれくらい？

Point

- 摂るお水は1日1・5~2Lが目安 とりわけ夏場の断食は水分補給をしっかりと
- 一度にたくさん飲むのではなく、なるべく、こまめにチビチビと飲むのがよい
- 水道水は避けて、浄水器を通した水やミネラルウォーターを

水は常温、もしくは白湯で飲むと体にもいい。氷を入れるなど、冷やし過ぎにはご注意を。

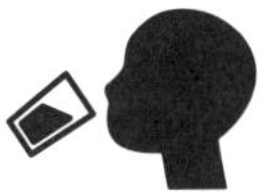

水分をたくさん飲むのが苦手な人は準備食期間中に少しずつ飲む量を増やしておこう。

ベストタイミングは「気が向いた時」

Point

- 断食するタイミングは気ままに決めてOK
  その上で効果的なタイミングは知っておこう

- 断食をするのによい頻度や期間がある
  でも、絶対に守らなくてはいけないルールではない

- 女性は生理のタイミングも頭に入れて
  生理中の断食は辛い上に効果も薄いので要注意

断食をするタイミングの目安

	頻度の目安	期間の目安
16時間断食	いつでも	1日からでOK できれば1ヶ月程度
1日断食	1ヶ月に 1回程度	準備食と回復食を 合わせて計3日間
2日断食	1~2ヶ月に 1回程度	最低1週間 できれば2週間~1ヶ月
3日断食	3~4ヶ月に 1回程度	準備食と回復食を 合わせて約1週間

やるタイミング・ペースは自分で好きに決める

断食は定期的に行った方が効果はあります。とはいえ、辛くなってしまっては意味がありません。あまりルールにとらわれず、「思い立ったが吉日」くらいの気持ちで取り組む方が、心に余裕を持て成功率も高まります。

ただ、頻度や期間の目安は頭に入れておいてもいいでしょう。その上で行う日程は自由。やってもいいし、やらなくてもいい。それくらいの自由度の方が力まずに続けられます。極論、やりたい時にやればいい。オススメする頻度と期間は上記の表の通り。減量目的で取り組むなら、もう少し頻度を短く、期間を長くしてもいいでしょう。

また、女性は生理の日程も考慮を。生理中はホルモンバランスが崩れて断食に不向き。生理が終わった後に、断食を行うと効果が高くなります。

準備・回復食は「まごはやさしいわ」

Point

- 断食の効果を左右する、断食前の準備食と断食後の回復食も重要。何を食べるか気を付けて
- 「まごはやさしいわ」に当たる食品を意識して摂取
胃にやさしく栄養素をバランスよく摂ることができる
- 「まごはやさしいわ」は難しくない
和食を選択すれば、自然と摂れるものだから

「まごはやさしいわ」の食材

ま	まめ→ 豆類	大豆・ひよこ豆・レンズ豆・小豆など	筋肉やホルモンの材料となるたんぱく質が豊富。ビタミンB群やマグネシウムなど代謝に必要な栄養素もしっかり摂れる。
ご	ごま→ 種実類	ごま・アマニ・ピーナッツ・くるみなど	マグネシウム・カルシウム・鉄分・亜鉛など体にとって重要な栄養素を含む。食物繊維も多く含むため、料理に少し加えることで栄養価をさらにアップ。
は	発酵食品	納豆・味噌・甘酒・キムチなど	乳酸菌や麹菌など腸内環境を整える効果が高い。発酵によりビタミン・ミネラル・アミノ酸などの栄養素が通常の食材よりも多く摂取できる。
や	野菜→ 緑黄色野菜・ 淡色野菜	きゅうり・トマト・キャベツ・ほうれん草など	各種ビタミン・ミネラルや食物繊維を多く含む。ポリフェノールやカロテノイドといった「ファイトケミカル」と呼ばれる野菜独自の成分が抗酸化作用をもたらしてくれる。
さ	さかな→ 魚介類	アジ・イワシ・アサリ・タコなど	魚の油にはDHAやEPAと呼ばれるオメガ3系脂肪酸を多く含み、脳や血液や細胞の状態を整えてくれる。また、貝類は多くのミネラルを含んでいる。
し	しいたけ→ キノコ類	しいたけ・エリンギ・なめこ・舞茸など	食物繊維の塊といってもよい食べ物で、低カロリーかつ旨味成分が豊富。日に当てたキノコにはカルシウムの吸収率を上げるビタミンDが多く含まれている。
い	いも→ 芋類	ジャガイモ・サツマイモ・里芋・エビイモなど	食物繊維が豊富で腸内環境を整えるのに効果的。また、ビタミンCも多く含まれており、熱に強い特性があるためビタミンCの摂取効率もよい。
わ	わかめ→ 海藻類	わかめ・ひじき・昆布など	日本人にとって重要なミネラルの供給源となる食材。鉄分やヨウ酸やマグネシウムといった栄養素を多く含んでいる。また、水溶性食物繊維も多く、整腸作用も高い。

準備期間に食べない方がよいもの

Point

- 断食前の準備期間中は体内の栄養バランスを整えるため肉類や揚げ物、加工食品、お菓子は控える
- これらの食べ物を準備期間中に食べてしまうと断食の効果を下げたり、頭痛の原因になったりする
- 断食は準備期間からはじまっている。断食日だけでなく準備食からしっかり取り組もう

断食の準備期間に避けるべき食べ物

食べ物	NGな理由
肉類	消化吸収に時間がかかるため胃腸に負担がかかる。
揚げ物	酸化した脂質が体の中の脂質のバランスを崩すため。
乳製品	動物性たんぱく質や乳糖が胃腸に負担をかける。
お菓子	糖質や添加物を多く含むため。
菓子パン	糖質を多く含み、血糖値に影響するため。
コンビニ弁当	添加物が多く肝臓に負担をかけるため。
インスタント食品	添加物が多く肝臓に負担をかけるため。
ファーストフード	栄養バランスが悪く、栄養素の欠如が多いため。
ジャンクフード	栄養バランスが悪く、栄養素の欠如が多いため。
ジュース	糖質を多く含み、血糖値に影響するため。
カフェイン飲料	依存性があるため断食が辛くなりやすい。頭痛の原因にも。
アルコール	肝臓に負担がかかり、体の中のミネラルの浪費も起こすため。

食べ物以外に、たばこも控えた方がいいでしょう。断食は毒素を体外に出すことが目的なので、本末転倒になってしまいます。また、断食中の体は吸収率も高まりますので、たばこの害もいつも以上に高まります。

回復食が断食のカギを握る

Point

- 基本はおかゆなどの流動食から食べはじめる
  そこから徐々に通常の食事に戻していく

- 断食をした日数と同じ日数だけ回復食の期間をとる
  食材は「まごはやさしいわ」を意識

- 植物性たんぱく質を摂るのは回復期後半から
  揚げ物など準備食で控えていたものは回復食を終えてから

断食の準備食の期間と回復食の期間

	準備食の期間	回復食の期間	動物性たんぱく質を摂取してもよい日
16時間断食	なし	断食後の1食目	断食後2食目から
1日断食	1日	1日	回復期間終了後から
2日断食	週に2日	週に2日	1週間のうち残り1日と回復食の夕食から
3日断食	2日	3日	回復期間終了後から

回復食はどれくらい？何を食べればいい？

断食を終えた後、すぐいつも通りの食事に戻るのではなく、必ず回復食を食べます。断食で休めた胃腸のウォーミングアップを行うためです。

回復食は断食をした期間と同じ期間とるようにします。例えば、1日断食をしたら1日回復食、3日断食なら3日回復食です。

おかゆといった流動食から徐々に固形食に戻していき、最後に、たんぱく質の摂取も可能になります。断食後に食べるおかゆはいつも以上に、お米の甘さや香りを感じ取れることでしょう。

おかゆのほかには、出汁で煮た大根やスムージーなどもOKです。また、少量の酵素ドリンクで栄養補給してもいいでしょう。その後は、体調に合わせて味噌汁や煮物、そばなど消化によいものを徐々に食べるようにします。

断食をしていない時の食事は？

Point

- 準備食と同様に「まごはやさしいわ」を意識した和食を中心にするとよい
- 断食をしていない・断食に成功したからといって偏食や無茶な食事制限は行わないように
- 断食後のいつもの食生活が断食にとって最も大事ここでリバウンドしてしまわないようにしたい

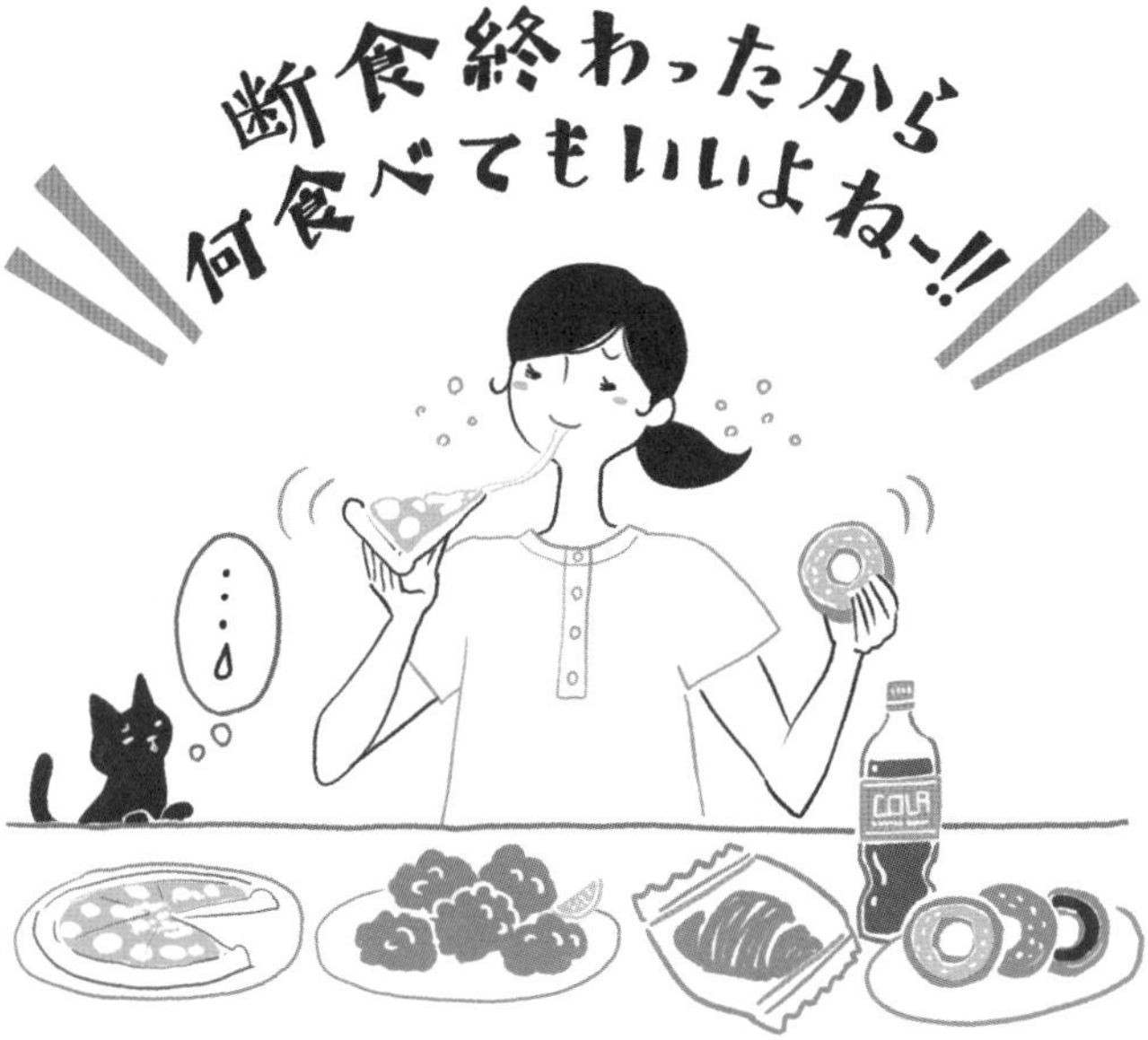
断食終わったから何食べてもいいよね〜!!
・・・
COLA

断食よりも大切なことは普段何を食べているのか

断食中の食事そのものよりも気を付けるべきは、実は普段の食生活にあるのです。断食で減量に成功し、体の不調も改善します。しかし、そもそも体重が増えたのは、体調不良になったのはなぜでしょう。いつもの食生活に原因があるのではないでしょうか。

断食後に今まで通りの食生活に戻ってしまったら、一時的にはよくなっても、もとに戻ってしまいます。そうならないために、断食をしていない時、特に断食が終わった後の回復食には気を付けましょう。準備食と同じ「まごはやさしいわ」の食材がオススメです。準備期間でNGだった食品も極力避けましょう。断食後に食事が崩れると、断食前よりも太りやすくなってしまったり、過食に悩んだりする可能性がありますのでご注意を。

日常の食事を少し質素に

Point

- かつて日本人はお祝いや年中行事の時の食事と日常の食事を区別し、普段は質素な食事「粗食」だった
- 現代人は毎日、お祝いの日のような豪華な食事をして、食べ過ぎている
- 特別な日は豪華な食事でもいい。でも、日常の食事は質素にしてメリハリとバランスをとるようにしよう

お祝いなど特別な日

おめでたい日は豪華な食事を楽しむ。

日常

つつましやかな食事で食べ過ぎない。

断食前後に飲んでもいい飲み物は？

Point

- ノンカフェインで心が安らぐハーブティー
  利尿作用のあるルイボスティーは断食と相性がよい
- ハーブティーはできるかぎり味や香りの
  優れたオーガニック商品を選んで
- 胃腸を休めつつ腸内環境を整えてくれる
  甘酒を活用して栄養補給をするのもＧＯＯＤ
- 準備食で野菜をなかなか摂取できない時は
  果物が入っていない野菜１００％のジュースもＯＫ

カフェインの入っていないハーブティーは断食する人の味方。好みの香り・味のものを見つけよう。

手作りで野菜ジュースを作ってもいいかも！　手作りなら、なおさらおいしさを感じられるはず。

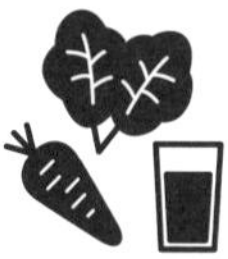

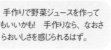

カフェインとアルコールはOK？

Point

- カフェインとアルコールの代謝は肝臓を疲弊させビタミン、ミネラルを余計に消費してしまう

- 断食中の頭痛や倦怠感につながるため準備期間から飲まないようにしよう

- 普段からお酒やコーヒーを1日2杯以上飲む人は断食前の早い段階から減らしておくように

１日の摂取量目安はどれくらい？

アルコールは缶ビール（500ｍｌ）１本、日本酒１合、グラスワイン２杯まで

コーヒーは最大３杯まで。
１日１杯がオススメ

日常的に摂ってよいアルコールとカフェインの目安は上の通り。
エナジードリンクはコーヒー以上のカフェインが含まれているので要注意。

断食をきっかけに付き合い方を見直して

カフェインは頭をスッキリさせてくれ、プラス面があることは間違いないです。ストレス発散や気持ちをゆるめるために、アルコールを飲む人もいるでしょう。どちらも100％悪とは言い切れません。しかし、この2つの成分は体に強い作用をもたらし分解代謝をするために、肝臓がたくさんの栄養素を使って体から排出しています。

これらの成分を日頃から大量に摂っている人ほど、断食中は頭痛を起こしやすく、断食が辛いものになってしまいます。準備期間中にしっかりと断ちましょう。日頃から摂取量の多い人は、なるべく早め早めに量を減らして準備を。

心や体によい作用もありますが、度が過ぎれば体に悪影響を与えるものなのです。断食をきっかけに量を見直してみるのも手です。

気まぐれ断食 Q&A

ここまでいくつかの断食スタイルを紹介してきましたが、
よく聞かれることを Q & A 形式でまとめました。

Q

断食中に入浴は OK ？

A

シャワー程度なら問題ありません。温泉や岩盤浴などに行く場合は湯当たりしやすいため、長風呂にならないよう注意しましょう。

Q

断食中に運動をしても大丈夫なの？

A

ウォーキングやヨガ程度の軽い運動であれば大丈夫です。ホットヨガや激しい運動は体力の消耗も激しいので控えましょう。

Q

断食は1回だけでも効果はあるの？

A

1回だけでも効果はあります。気まぐれ断食ですから無理に続ける必要はありません。1回きりで終わってもいいですけど、気が向いたら続けてみて。

Q

普段から飲んでいる薬は飲んでもいい？

A

服用中の薬がある場合は必ず医師に相談してから行いましょう。不安な人は医師に加えて、断食の専門家にも相談を。

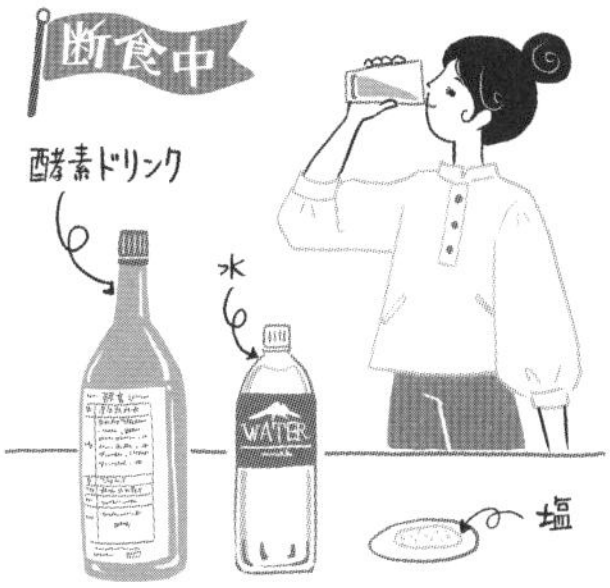

Q
水だけ断食はダメなの？

A
水しか飲まない断食はかなり高リスク。栄養士としてはまったくオススメできません。

Q
どうしても食べたくなった時は？

A
空腹が苦痛で耐えられなくなったら少しだけ食べてOK。梅干しや具なしの味噌汁、スイカや桃など水分量の多い果物を一口食べる程度で済ませて。

Q
空腹に耐えられるかどうか不安……

A
酵素ドリンクを飲みながら行うので、空腹を軽減することができます。むしろ空腹中に飲む酵素ドリンクはとても味わいが豊かに感じます。

Q
急に、食事の予定が入ってしまった！

A
大切な人との食事なら優先を。中断する場合は、その時点から回復食をはじめて丁寧にいつもの食生活に戻していきます。

Q
頭痛が起こった時は？

A
塩分不足による頭痛は塩をなめれば軽くなる人が多いです。それでもダメな場合は酵素ドリンクをこまめに飲んで。どうしても辛い場合は、断食を中断します。

COLUMN 2

新月ファスティングをやってみよう

断食の日にちを決めかねている人は、新月の日に設定してみてはいかがでしょうか?

月の満ち欠けは自然界にさまざまな影響を与えています。例えば、海の潮汐は月の満ち欠けによって引き起こる現象。珊瑚は満月の日に産卵を行い、新月と満月の日は魚が活発に活動すると言われます。また、人間の体は60%以上が水分であることから、月の満ち欠けの影響を受けています。新月や満月の日に出生率が上がるのも、月の満ち欠けによるものといわれています。女性なら月のリズムが自分の体と密接な関係があることは、よくご存じでしょう。

新月は体から毒素を排出する能力が最も高まる日ともいわれているため、断食にはもってこいの日。また、新月の日に断食をすることで、月の満ち欠けに意識も向きます。より自然のリズムを意識するようにもなるでしょう。

Kimagure Danjiki

PART
3

断食を途中で諦めたっていい！

さあ「気まぐれ断食」をはじめてみましょう。でも、
その前に断食をやる際の心構えについてもお伝えします。
実はルールよりも大切なことなのです。

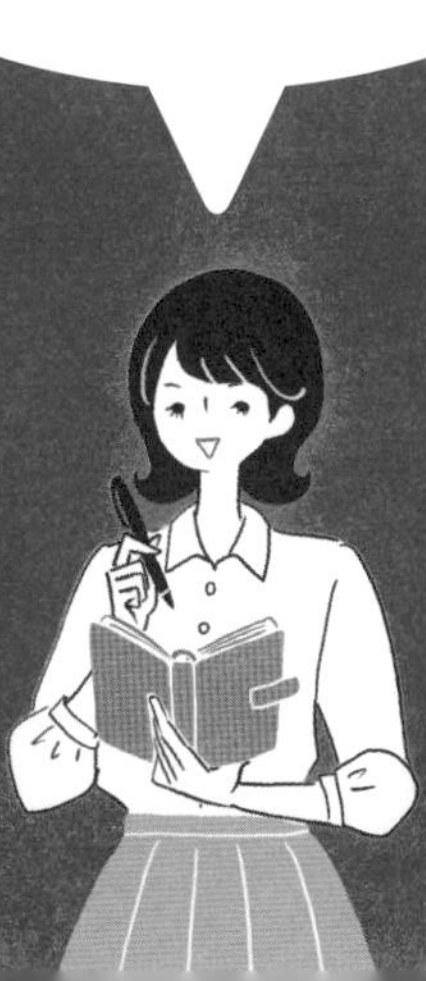

“気まぐれ”だから中断していい

Point

- 断食を特別視する必要はない。ハードルを低くして気軽に取り組むんだから、気軽に中断してもいい

- 「～ねばならない」の気持ちを持ち込まない「やめてもいい」「続けなくてもいい」の気楽さで

- 断食を楽しいと思えるようになれば成功したも同然！ 断食「したい」と思える

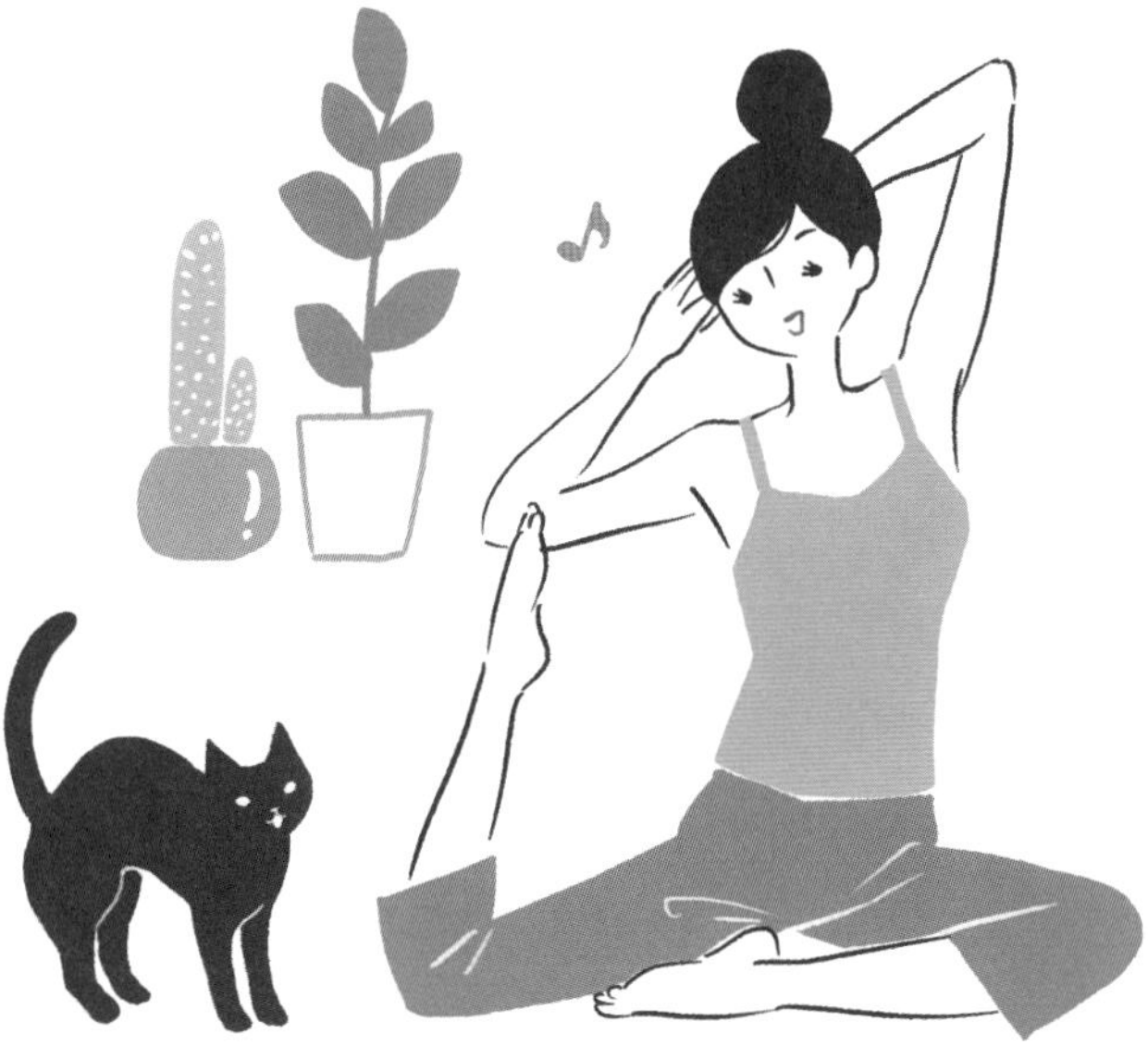

決死の覚悟で断食？ 気楽に気ままに楽しもう

断食は決して、非日常的なもの、特別なものではありません。前にも述べましたが、断食はヨガのように日常生活に取り入れられるもの。体の調子を整える健康法だからこそ、もっと気軽に、もっと気ままに、日々の暮らしに取り入れられるものでないと続きませんよね。私は体が疲れてきた時や、生活のリズムが崩れてきた時に、断食をむしろやりたいとさえ思います。

「断食＝辛い」という思いは、「〜ねばならない」という先入観や固定観念があるからでしょう。断食は最後までやりきるもの、中断は挫折と考える人が多いようですが、そんなことはありません。極論、断食をやめて死ぬわけでも病気になるわけでもないのです。だから、途中でやめてしまってもいいです。そんな気楽な気持ちでやりましょう。

断食を楽しむためのチェックリスト

Check

□自分の都合に合わせて断食日を選べている
いつも同じ曜日・日・時間に設定しなくてOK

□「○日間、絶対、断食するぞ！」じゃなくて
「断食続いたらいいな～」と気合を入れ過ぎない

□お気に入りのハーブティーや酵素ドリンクを
用意して気持ちを盛り上げることができている

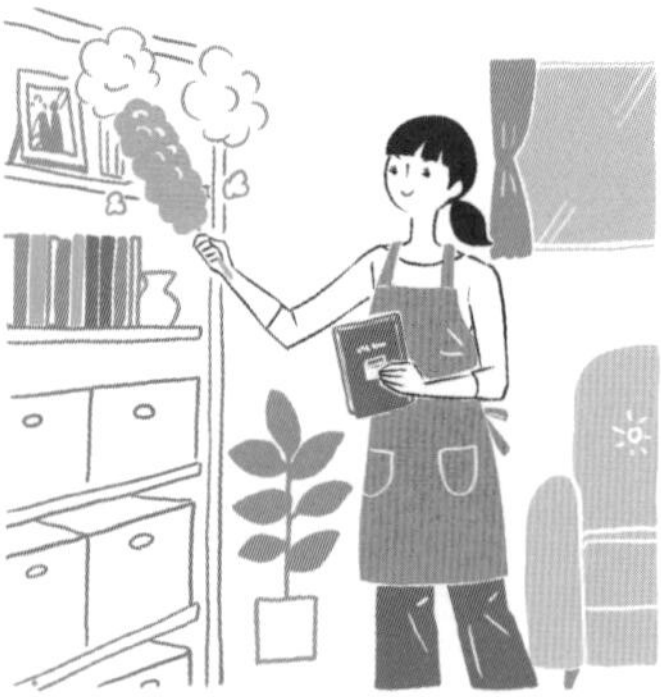

□断食後に、どんな自分になれるのかなと
毎回イメトレしながら実践してみる

□体の小さな変化に目を向ける
体の声に耳を傾けて過ごせている

□断食の日は仕事や家事の予定を詰め込まず
好きなことをのんびりできる時間を作る

□身の回りの整理や部屋の片付けをして
体の外の環境もきれいにすることができる

□天気がよければ、外出して自宅の周りを散歩
外の空気を吸いながら自然と触れ合ってみる

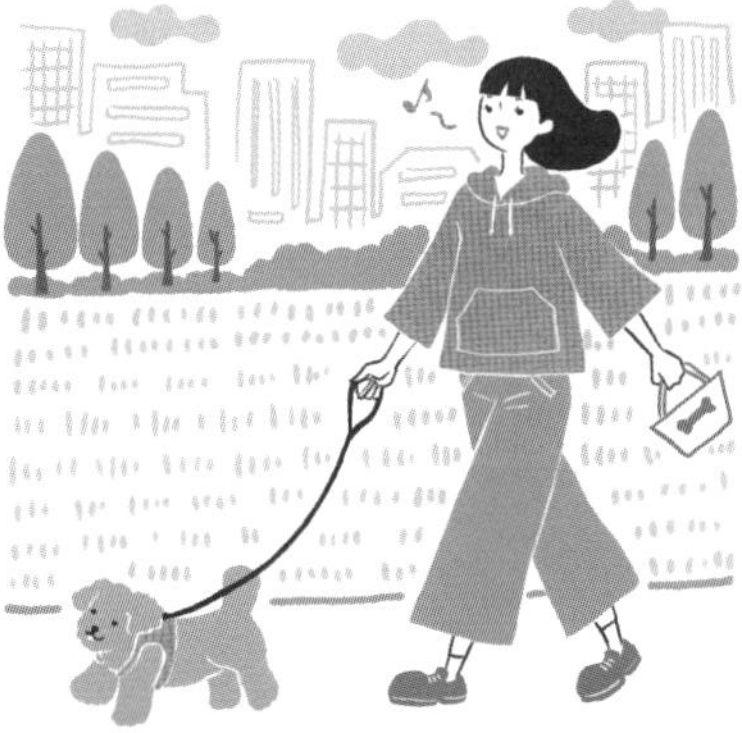

Point

中断せざるを得ない事情はたくさん

- 子どものイベント、恋人や友人との食事会、体調の変化など中断せざるを得ない理由はたくさんあるもの

- ルールを守ることに意固地にならないで柔軟にやることを変更して人との付き合いも大切に

- 断食中に予定が入って中断したら、また再開する急に暴飲暴食しなければ、いつでもやり直せる

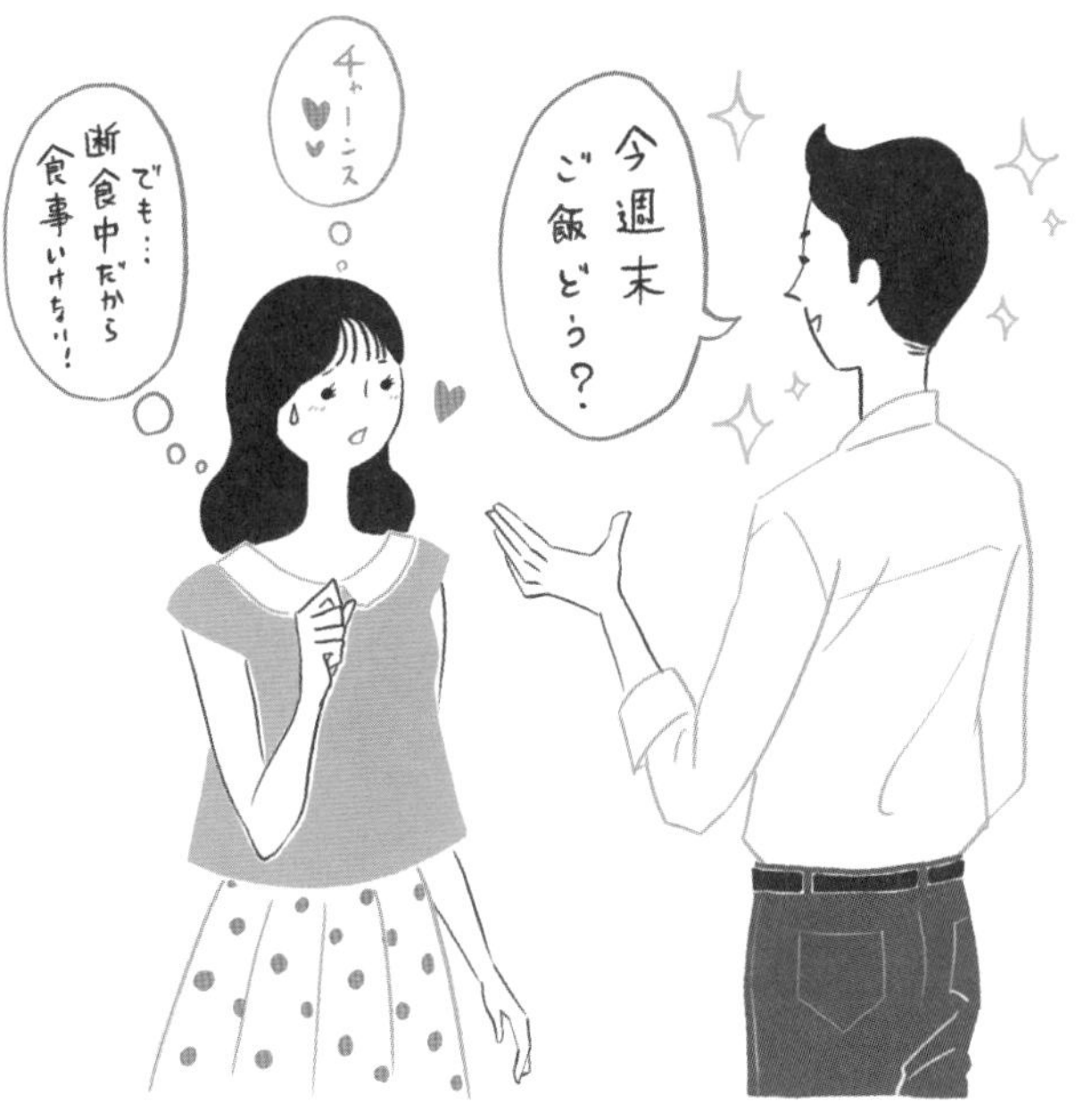
今週末ご飯どう？
チャーンス
でも…断食中だから食事いけない！

かたい決意もほどほどに柔軟な態度で対応を

いざ断食をはじめたものの、急に断食を中断しないといけない時も多々あります。仕事で外せない会食の予定が入った、気になるあの人からお誘いがあった……。次の機会でいいなら次の機会にしますが、そうもいかないことは当然あります。

そんな時はあっさりと断食を中断しましょう。断食中は絶対に食事を摂らない、絶対に最後までやりきる、というかたい覚悟を持つことは大切です。しかし、それが原因で大切な人とのコミュニケーションが壊れ、かえってストレスになるくらいなら、その覚悟は次のチャンスに生かしましょう。

断食よりも大切な食事の予定が入ったら、そちらを優先してもいい。それが気まぐれ断食です。自分の中で何が大切なのか優先順位をしっかりと見極めて、うまく付き合っていきましょう。

中断を考えるべき重要度

Point

- 仕事の付き合いで会食や歓送迎会に参加しないといけなくなった時
- 数年ぶりに会う友人から食事を誘われた時
- 両親が家へ遊びに来ることが急に決まった時
- 地域の付き合いで食事の予定が入ってしまった時

要 中断度

低

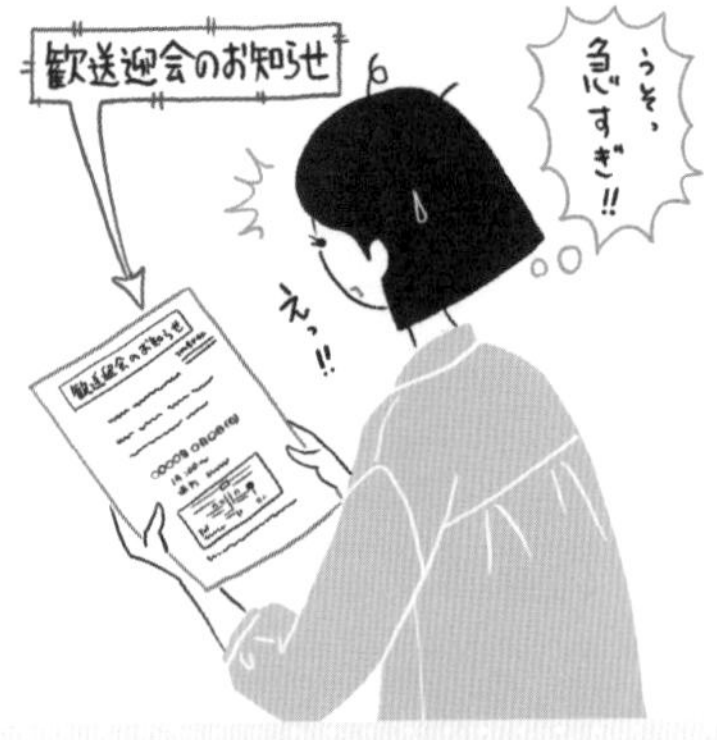

- 生理のタイミングがずれて断食とかぶってしまった時
- 空腹でイライラしてしまいどうしても我慢できない時
- 頭痛が激しくガマンできなくなってしまった時
- 吐き気やめまいなど急な体調の変化があった時

要中断度
高

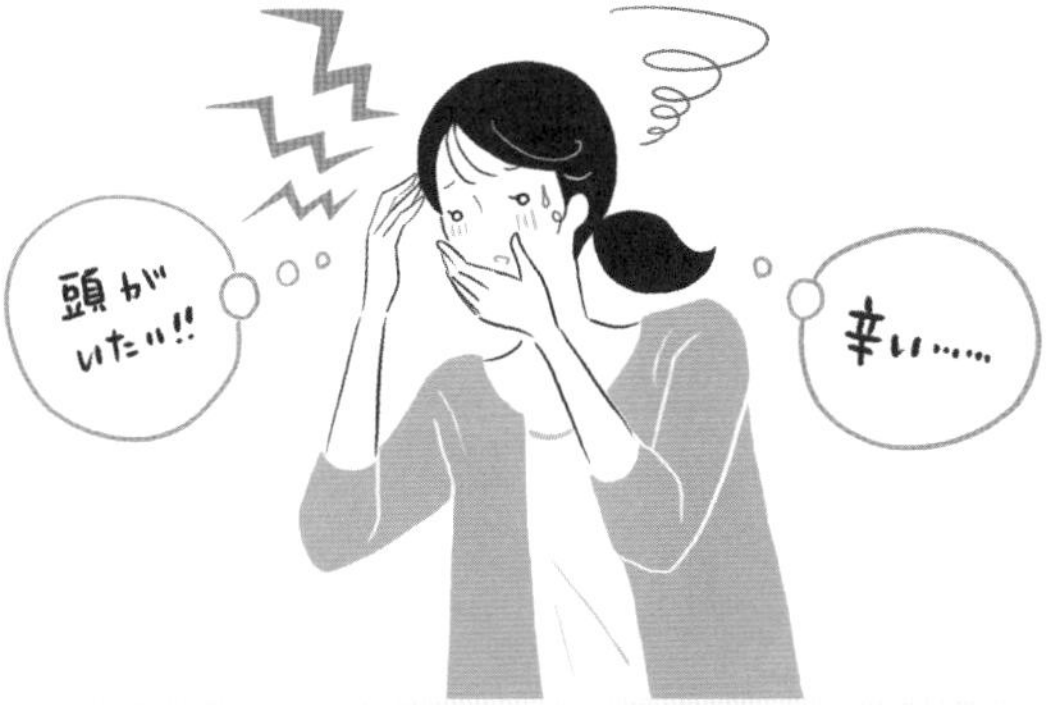

大切なのは取り組む時のマインド

Point

- 断食後の自分のイメージを持ちましょう
どんな自分になりたい？　具体的にイメージしてみよう

- 「こうなりたい」と思った願望は
実際の行動に移せるもの。イメージすることが大事

- 体重などの数字の目標ばかり気にしない
体の細やかな変化を感じるままに受け止める寛容さを

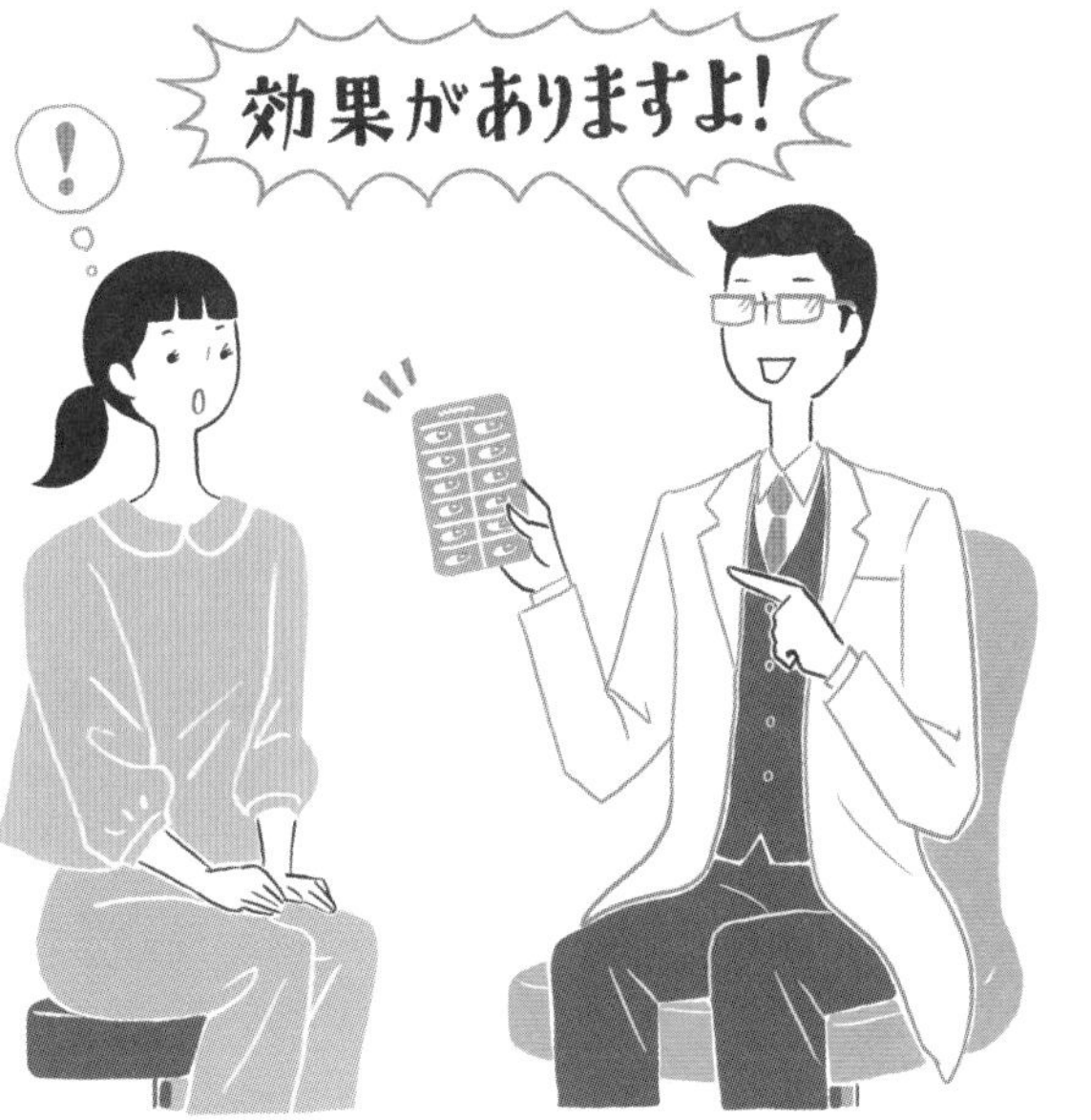

良薬と思い込むことで体に影響を及ぼすのがプラシーボ効果。この効果を断食でも利用しよう。

断食に対してポジティブなイメージで取り組む

断食を成功させるには、取り組む前に断食後のイメージをしっかりと膨らませることが重要です。断食で体も心もリセットされた自分を想像して取り組むことで、成功しやすくなります。

「思考は現実化する」「イメージが先、現実が後」という言葉があるように、頭の中で思い描いたことは体や行動に影響を及ぼします。また、「プラシーボ効果」という言葉もあります。薬としての効果のない薬でも医者から「この薬を飲むと必ずよくなりますよ」と言われて飲むと、実際に体調がよくなる、という効果のことです。

だから、断食の際にしっかりとプラスイメージを作ってから取り組むことが大切。体重といった数字ばかりにとらわれず、未来の自分をイメトレしながらやってみると、よい結果が出ますよ。

やめる時だって下を向かない！

Point

- 途中で断念しても決してマイナスに考えない！ネガティブにとらえる必要はない
- 中断・挫折したことに落ち込んだ瞬間から断食の効果は薄れてしまうものと心得よう
- 「やらない」より「やった」ことに意義がある途中まで「できた」のだから、それは失敗ではない

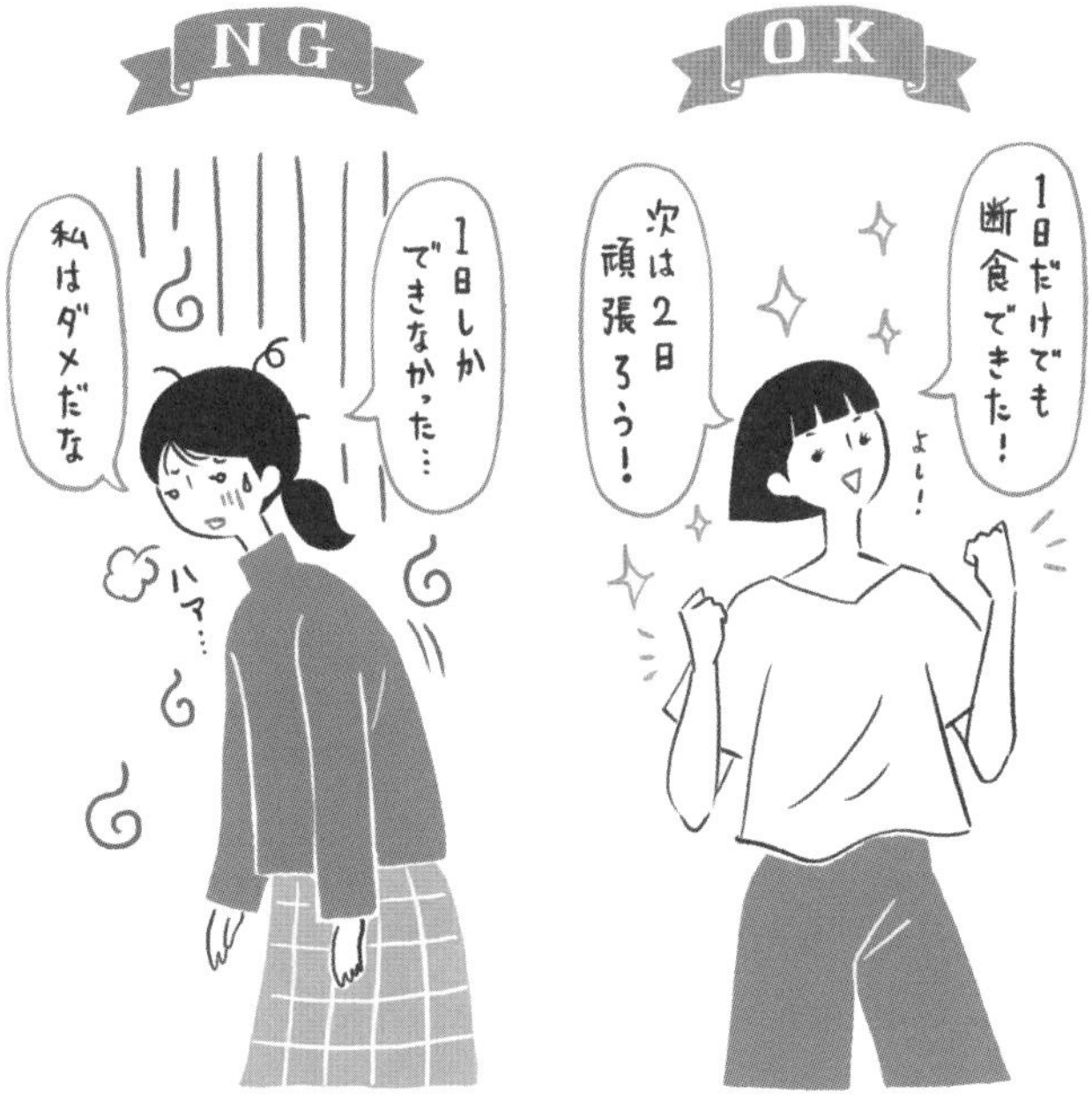
NG
1日しかできなかった…
私はダメだな
ハァ…
OK
1日だけでも断食できた！
次は2日頑張ろう！
よし！

どんな結果でも全肯定！ 自分をほめてあげて

やむを得ない事情から、体調不良から、断食を途中で中断してしまった。そんな時に、断食の効果うんぬんを気にするよりも大切なことがあります。

それは、自分の中でそれをどう考えるか、です。「途中でやめてしまった。これじゃ何の意味もない」と考えるか、「途中までだけど、ちゃんとできた。次回は最後までできそう！」と考えるか。断食の効果が変わってくるのは、ここです。

「断食を中断した」という現実はどちらも変わりませんが、前者と後者ではとらえ方が全く違い、精神的な効果に大きな差が出ます。全くやらなかったよりも前進していることは明らかですよね。体も少しでも断食をしたことでよい変化が起きているはず。心と体はつながっています。断食を途中まで行ったことを肯定してあげましょう。

Point

マイナスマインドは体にもよくない

- 後ろ向きな思考、ネガティブマインド、マイナスマインドは体の機能を低下させてしまう

- 「病は気から」というように、心と体はつながっている断食中の焦り、憂い、自己嫌悪はすべて捨ててしまおう

- 失敗や挫折も前向きにとらえることでよい方向へ向かいプラスな結果に転じる

自律神経とは？

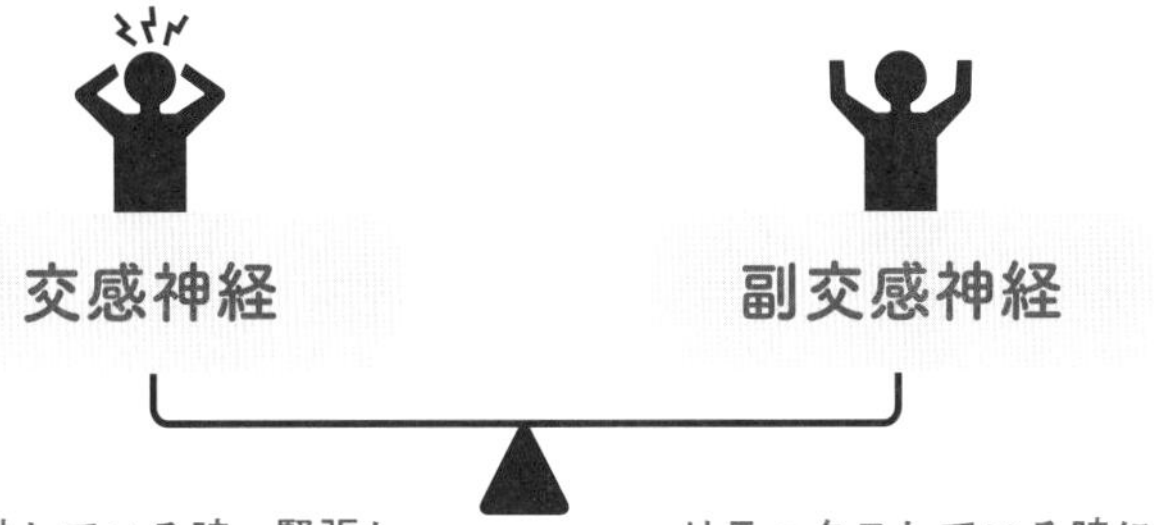

交感神経
- 活動している時、緊張している時に優位になる
- 心拍が早くなり血圧も上昇する
- 呼吸が早くなる
- 消化が抑制される

副交感神経
- リラックスしている時に優位になる
- 心拍がゆっくりになり血圧も下降する
- 呼吸がゆっくりになる
- 消化が活発になる

自律神経は無意識のうちに体の機能を自動的に調整する働きをする神経のことで、交感神経と副交感神経にわかれる。両者がバランスよく働くことが健康の証。

ネガティブな心は ネガティブな体を作る

心と体はつながっているといわれています。例えば、緊張すれば下痢をしやすくなり、不安やストレスがあると食欲が湧かなくなったりしますよね。心の状態は体に影響を与えるのです。漢方や薬膳など東洋医学の世界では、感情と臓器は紐付くという考え方をします。

また、ネガティブな感情やストレス、焦り、憂いは自律神経のバランスを不安定にします。自律神経は内臓などの働きや代謝、体温などの機能を調整する役目。自律神経の乱れは、体にもさまざまな悪影響を与えるのです。

これは断食を行う上でも重要なこと。不安やマイナスなマインドがあると、体がそれに引きずられてしまいます。だから、失敗した時のマインドが断食の効果を左右するのです。

うまくいく人の前向きマインド

Point

- 断食前に断食後の自分を想像しながらハッピーマインドに包まれた状態で断食をはじめている
- 中断しても「大丈夫」「いいよね」とゆる～くはじめ「～しなければならない」のマインドから離れている
- 断食中の体の変化を感じながら変わりゆく自分の体の声を聞くことを楽しめている

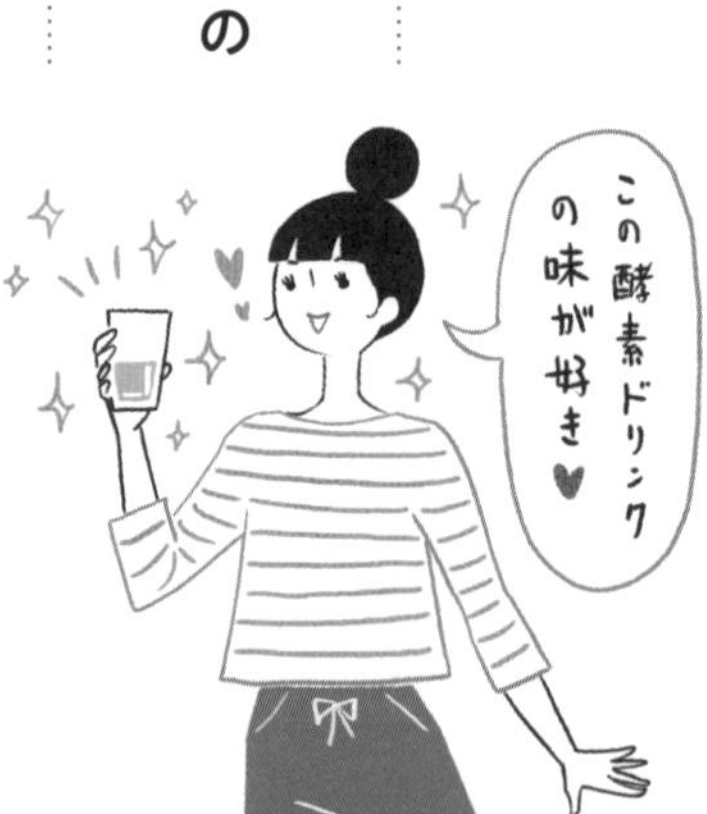

うまくいかない人の後向きマインド

Point

- 「とにかく痩せたい！」「○キロ落としたい！」とまるで何かにすがるような**緊迫状態**で取り組んでいる
- 「やめちゃいけない」「最後までやり抜かねばならない」とかたくなな**義務感**を持ち続けている
- 「このまま続けて大丈夫？」「ちゃんと体重減るかな」と**不安を抱えたまま**断食をやっている

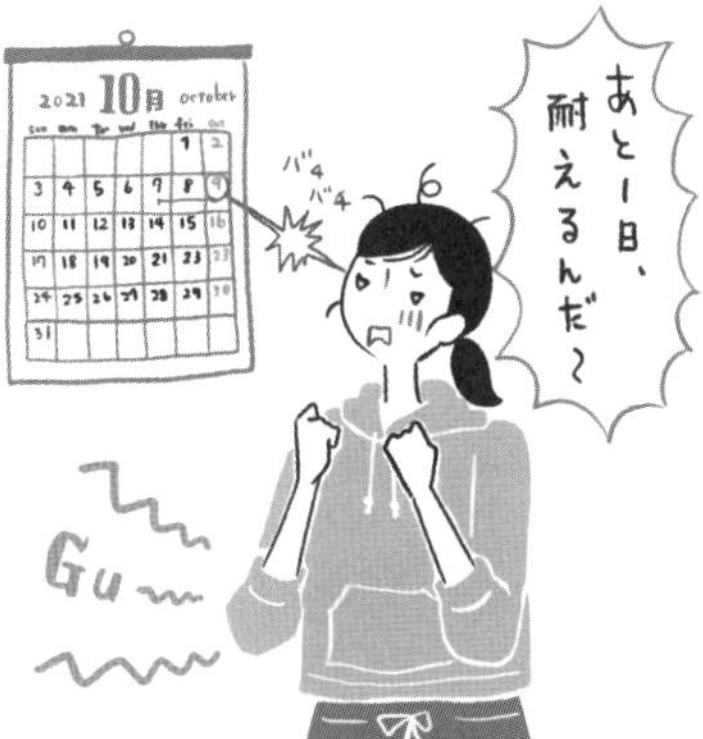
あと1日、
耐えるんだ〜
2021 10月 October
Gu〜

辛い……そんな時に食べていいもの

Point

- 全く食べないことにガマンできなくなってきたら
  少量食べてもいい、断食効果がゼロになるわけではない

- 食べてよいものは液体状のもの、消化によいもの
  固形のものは消化によくないので避けるべし

- 具の入っていない味噌汁、梅干を白湯で溶いた飲み物
  甘酒や水分の多いフルーツは少量ならOK

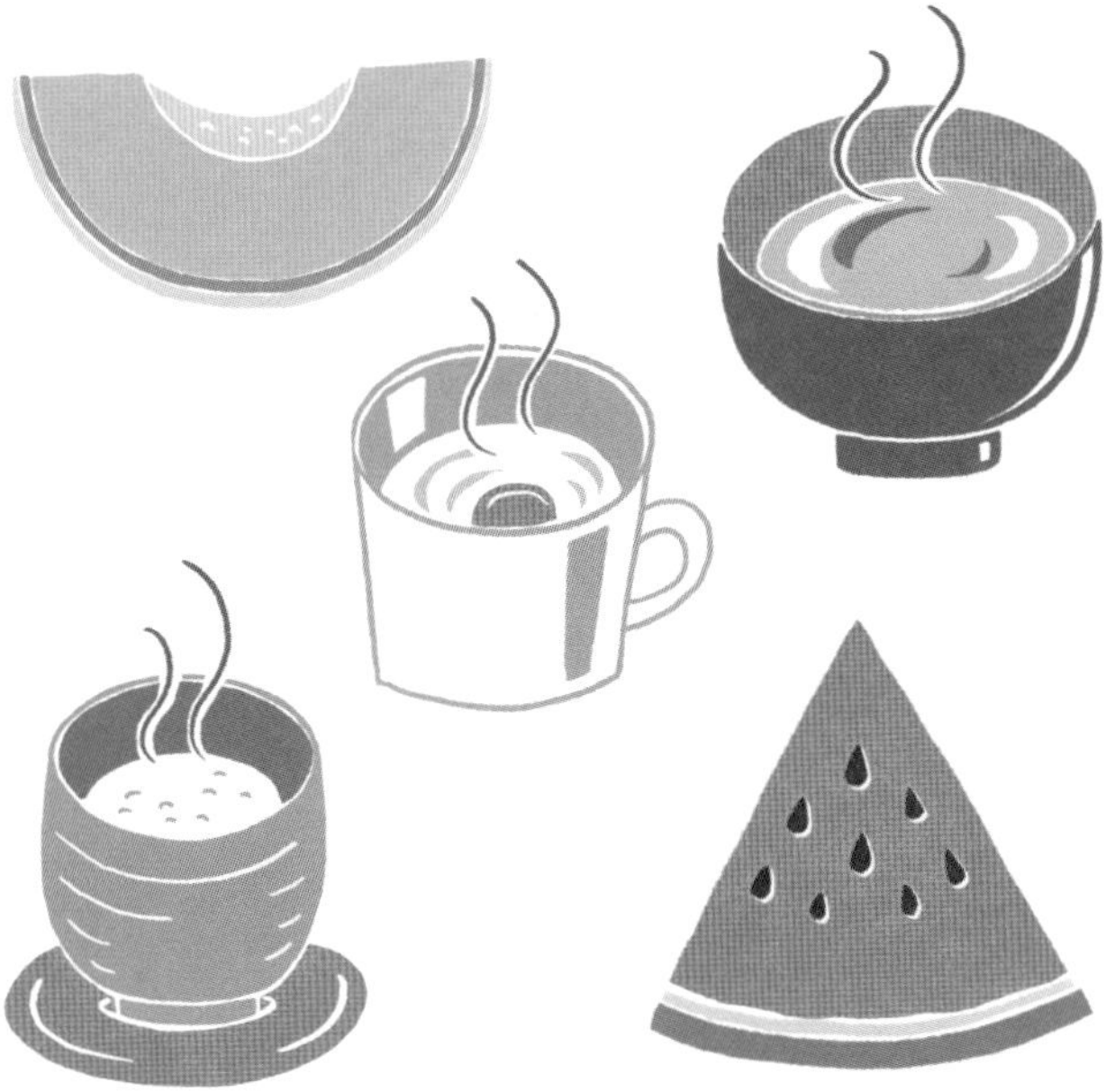

どうしても何か食べたい！そんな時の対処法

どうしても空腹に耐えられない場合、無理せずに少しだけ口にするのはありです。そこで食べたからといって、断食効果がゼロになるわけでは決してありません。もちろん食べないことが前提ですが、あまりにも辛くストレスになるようなら、ほんの少しだけ食べ物を口にしましょう。

その際には固形のものではなく、消化によいものや液体状のものをチョイスしましょう。例えば、具のない味噌汁や梅湯などです。それでもダメなら、スイカやメロンなど水分量の多い果物、甘酒までなら大丈夫。ただし、量には気を付けましょう。甘酒は100mℓ程度、果物は5口ぐらいまでが目安です。少量でも、きっといつもよりおいしく、気持ちも落ち着くはず。あまりにも辛ければ無理はしないでくださいね。

酵素ドリンク以外で摂るなら……

Point

○具の入っていない味噌汁　1杯

・必ず出汁から丁寧に取ったものを飲む
・顆粒状の出汁には添加物などが使われているので避ける
・昆布やかつおから出汁を取るか、市販の出汁パックを利用
・インスタントの味噌汁にも添加物使用のものが多いので注意

○梅湯　1杯

・マグカップなどに叩いた梅干しを入れて、白湯を注ぐ
・甘さの少ない、昔ながらのしょっぱい梅干しが理想的

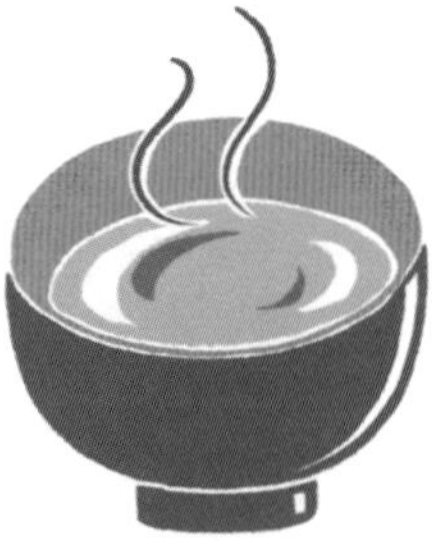

味噌からアミノ酸が摂れ気持ちが落ち着く。飲み過ぎにはご注意を。

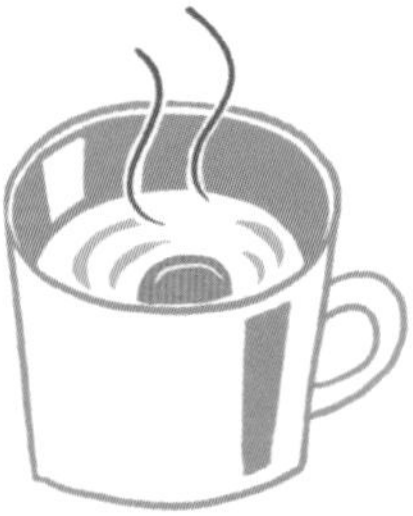

梅に含まれるクエン酸が胃腸の悪玉菌を減らし、胃腸を整えてくれる。

味噌汁や梅湯では味気ないなら……

Point

○甘酒

・100mℓ程度が目安。ゆっくり一口ずつ飲む
・原材料表記をチェックし砂糖を添加している商品はNG
・米と麹だけの良質な甘酒を選ぼう

○水分量の多い果物

・固形物が食べたい場合はスイカやメロンなどを1/16カットほど
・ほんのりとした甘みで気分も和らぐ
・季節柄、スイカやメロンがない場合はすりおろしリンゴも可

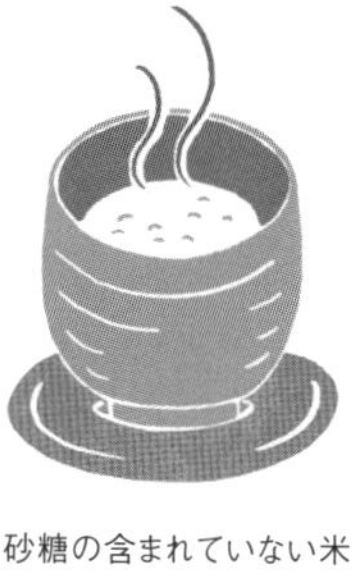

砂糖の含まれていない米麹で作られた甘酒を飲むようにしよう。

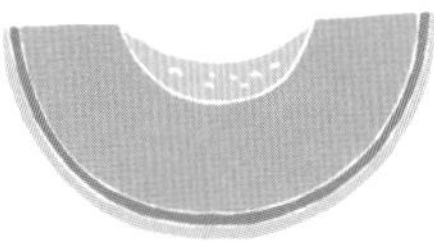

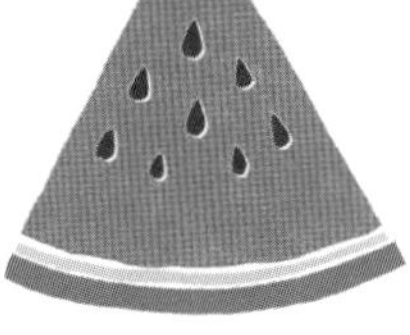

スイカやメロンは水分の多い果物なので断食にオススメ。

断食を途中でやめる時は……①

Point

- 断食を中断する時、食べるものは回復食

消化によいものを少しずつゆっくり味わって食べよう

- 「終わりよければすべてよし」の考え方でOK

中断は気にせず、最後の日程まで丁寧にメニューを考える

- 絶対にしていけないのは、急にたくさん食べてしまうこと

好きなものをたくさん食べると体に負担がかかりよくない

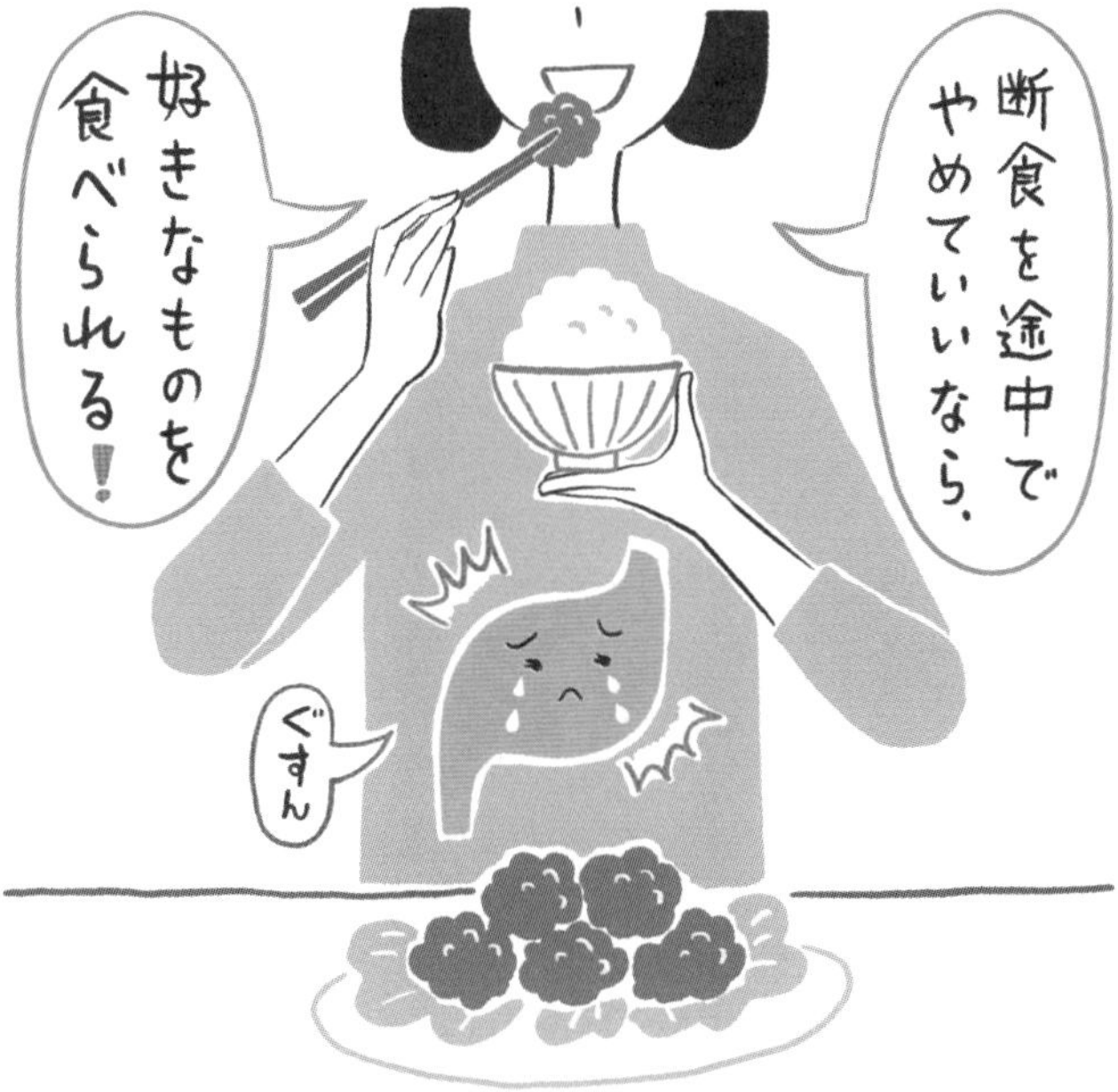
断食を途中でやめていいなら、
好きなものを食べられる！
ぐすん

断食を途中でやめても回復食を食べるように

断食を中断した後の手順もしっかりと押さえておきましょう。特に難しいことはありません。断食をやめるタイミングから、PART2でも解説した回復食を摂りましょう。

おかゆや煮た大根など消化によいものから食べます。16時間断食以外は断食をした日数と同じ日数分、回復食を行います。回復食が終わるまで揚げ物や肉類などは食べないようにします。

途中で中断して、さらに回復食も摂らず、いつも通りの食生活に戻ってしまうと、胃の中が空っぽだった体はびっくりしてしまいます。胃腸の炎症や血糖値の乱高下を起こし、結果的に太りやすい体になり、体調を崩しやすくなってしまう恐れがあります。途中でやめてもOKですが、その際はちゃんと回復食を食べるようにしましょう。

断食を途中でやめる時は……②

Point

- うまくいった人も中断した人も最後に振り返ってみる
これからの断食をよりスムーズに進めるためにも重要

- 中断=失敗になるのは原因を突き止めなかった人
ここで今後の成功/失敗のわかれ道ができてしまう

- 辛かった理由、体に起きた変化、感想・思ったこと
日頃の食生活を見直すきっかけになり、より健康になれる

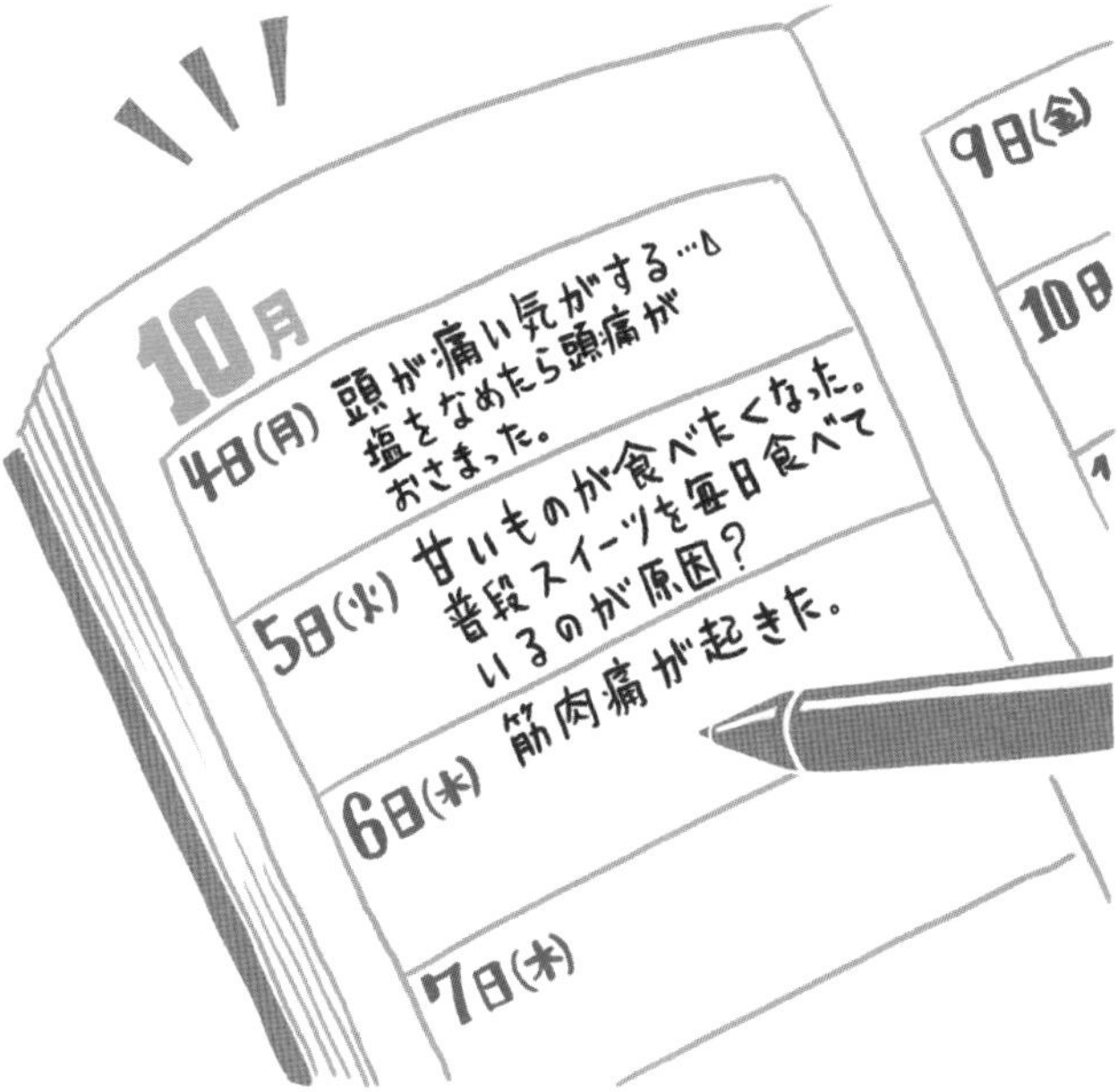
10月
4日(月) 頭が痛い気がする…
塩をなめたら頭痛が
おさまった。
5日(火) 甘いものが食べたくなった。
普段スイーツを毎日食べて
いるのが原因？
6日(水) 筋肉痛が起きた。
7日(木)
9日(金)
10日

最後に振り返ってみて次に生かそう

断食を中断した際は、最後にその原因を振り返ってみましょう。なぜ最後までできなかったのか、断食中の体や心の状態ともう一度向き合ってみます。ですので、断食中の感想や気付いたことをメモしておくといいでしょう（もちろん成功した人も振り返りが大切です）。

頭痛の激しかった人は、日頃、甘いものの摂取が多く、断食中に低血糖になっていたかもしれません。もしくは、コーヒーの飲み過ぎが原因の可能性もあります。また、普段から偏頭痛持ちで薬をよく飲む人も頭痛を起こすケースがあります。

このように、日頃の生活の悪い点や、普段から体を酷使している部分に現れることがあります。断食の振り返りは、いつもの生活を見直すきっかけにもなります。

「途中でやめる？」の見極めポイント

Point

- 無理矢理断食を続けた結果、その後に暴飲暴食してリバウンドしてしまうから、やめ時はとても重要

- 断食を中断しないといけない外的要因が発生した時、仕事や家庭の用事の方が、優先順位が高いと判断した時

- どうしても空腹をガマンできない時少しだけ食べられるものをゆっくり食べよう

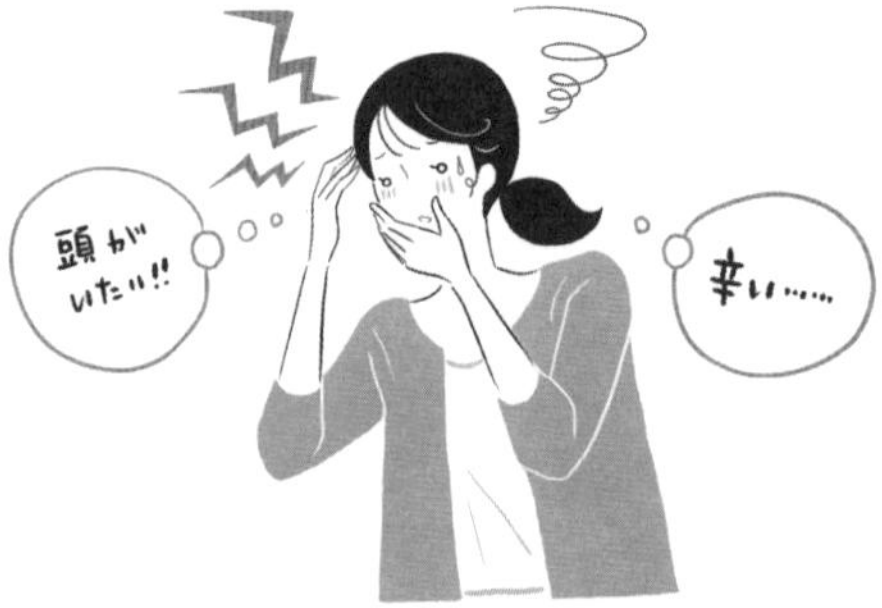

断食を最後までやりきらないとというストレスやプレッシャーのほうが体によくない。

途中でやめる時の心得をおさらい

Point

- 途中でやめる時も回復食を食べることが大切。体に急な負担をかけず、断食効果を損なわないために
- 断念したことに落ち込まない やったことにはちゃんと意味がある
- 最後にしっかりと振り返ってみて気付いたことはすべて次回に生かせるから

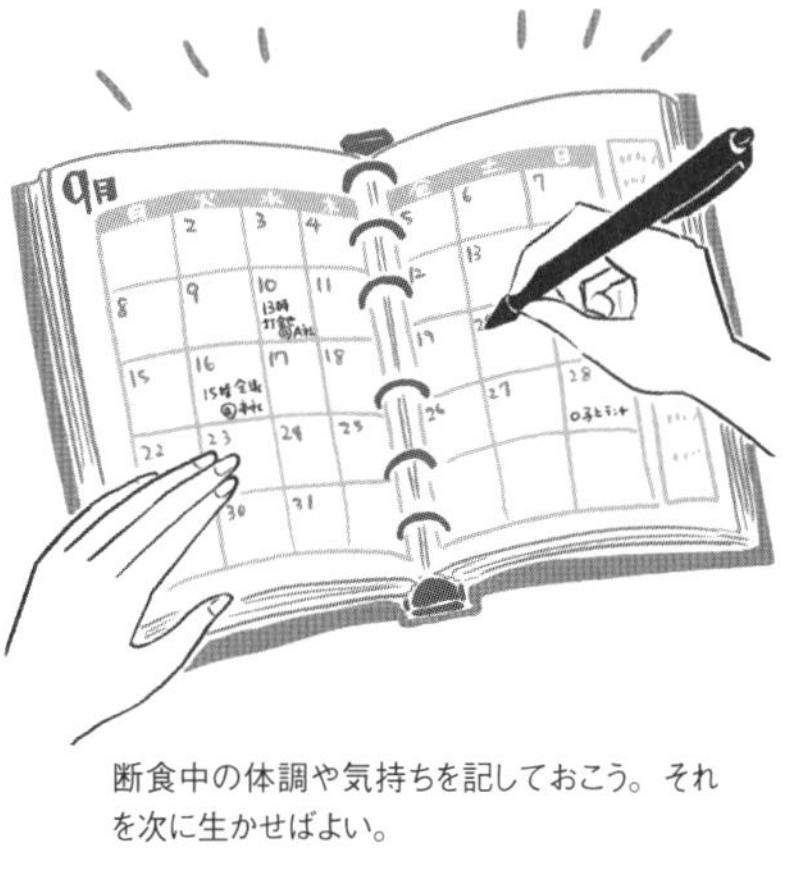

断食中の体調や気持ちを記しておこう。それを次に生かせばよい。

断食を成功させる秘訣①ほめる

Point

- 何か1つでも達成できたことがあれば
「やったね！」「できたね！」と自分に声をかける

- 体重やウエストサイズだけではない体の変化を感じて
「体が軽くなった」「スッキリした気がする」でOK

- 他人にほめられるために断食をがんばるのではない
まず自分自身が自分をほめること。自分にやさしくしよう

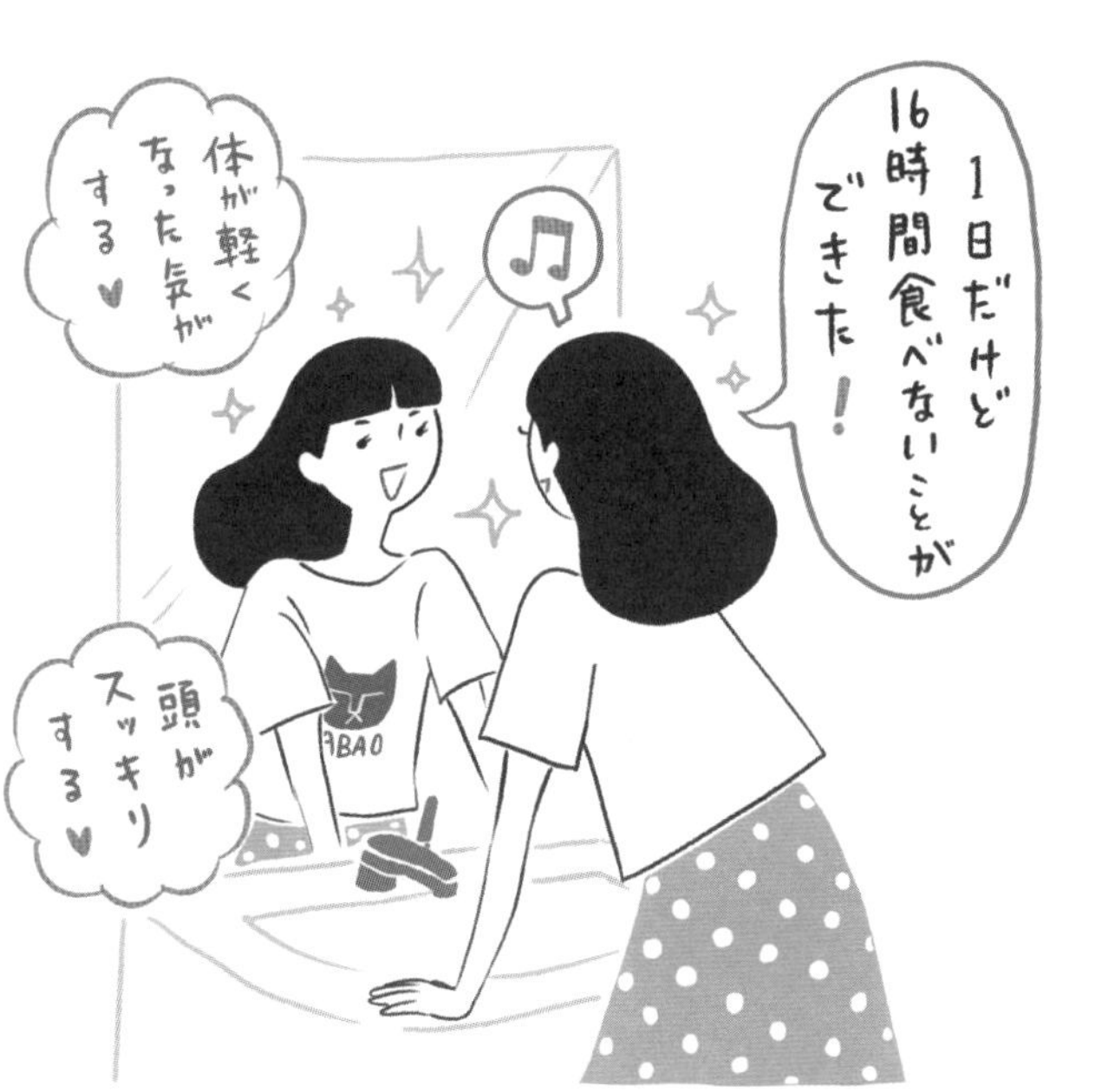
1日だけど16時間食べないことができた！
体が軽くなった気がする♥
頭がスッキリする♥

自分で自分をほめる それが成功の第一歩

「他人にやさしく、自分に厳しく」というのが日本人の美徳として考えられているようにも感じます。自分に厳し過ぎていませんか？ 無意識にそうなっている人も多いです。

断食を成功させるコツの1つ目は、ほかでもないあなた自身ができたことを認め、ほめてあげることです。「できなかったこと」ではなく、「できたこと」に目を向けるのです。たとえ、途中で断食をやめたとしても、「○時間は耐えられた」と、ものの見方をポジティブに転換しましょう。

体重が減らず、ウエストサイズもダウンしていないかもしれません。でも、体の声を聞いてみて。「体が軽くなった気がする」「食べ物がいつもよりおいしく感じる」など、何かしら体の変化が起こっているはずです。小さなことでもいいんです。

断食を成功させる秘訣②初心

Point

- なぜ断食をやりたいのか・はじめたのか理由を思い出して
くじけそうな時に初心を振り返ってみよう

- 「あの服が着たい」「次の健康診断の数値をよくしたい」
人ははっきりした目的・目標があるとがんばれるもの

- 断食を通してどんな自分に生まれ変わりたいのか
未来のイメージを持ちながら取り組むと理想に近づく

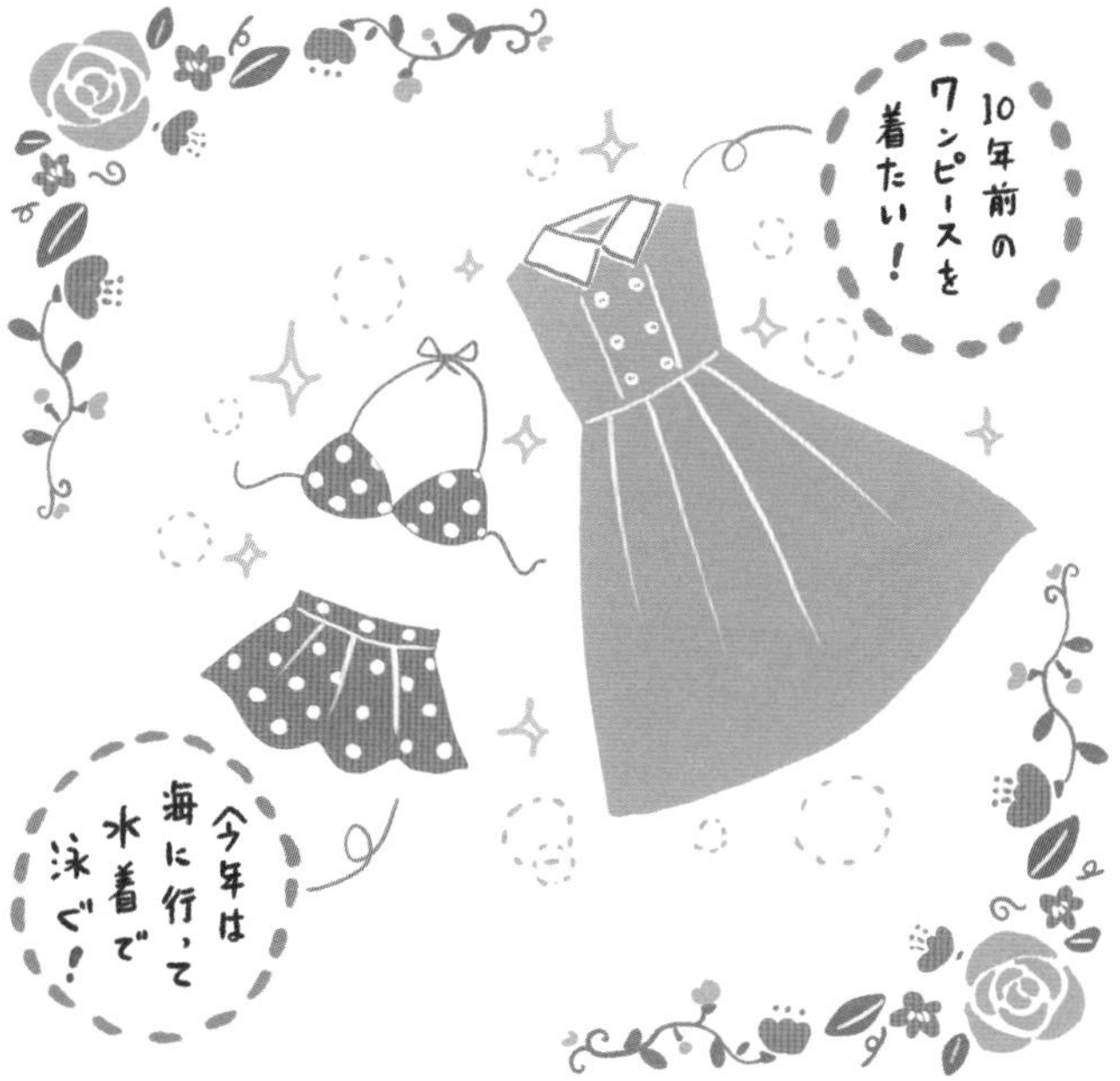
10年前のワンピースを着たい！
今年は海に行って水着で泳ぐ！

しっかりした目的・目標でモチベーションを保つ

「何となく痩せたいから」と、ダイエットや断食をはじめてしまう人が多いのですが、そういう人に限って挫折しがち。なぜやろうと思ったのか。どういう目的があったのか。目標をはっきりしておかない人ほど挫折してしまいます。

明確な目標がある人ほど成功率は高まります。なぜ断食をしたいと思ったのですか？　思い出してみてください。それを忘れないように、手帳に書いたりメモに書いて目に見えるところに貼ったりするのがいいでしょう。

断食後にどのような自分になりたいかをイメージするのも手です。「10年前のワンピースを着たい」「今年の夏は水着を着て海に行く」と具体的なほどうまくいきます。「5キロ痩せたら海外旅行に行く！」そういう目標でもいいと思います。

断食を成功させる秘訣③宣言

Point

- 断食することを家族や友人、会社の人に宣言してみると「宣言したことは守ろう」という気持ちが働く

- 若干のプレッシャーを感じながら挑戦することでやる気を下げず目的を達成しようとする自分になれる

- 周囲から応援をもらえたり、助けてもらえたりすることも！他人からの声かけで、自分の変化に気付きやすくなる

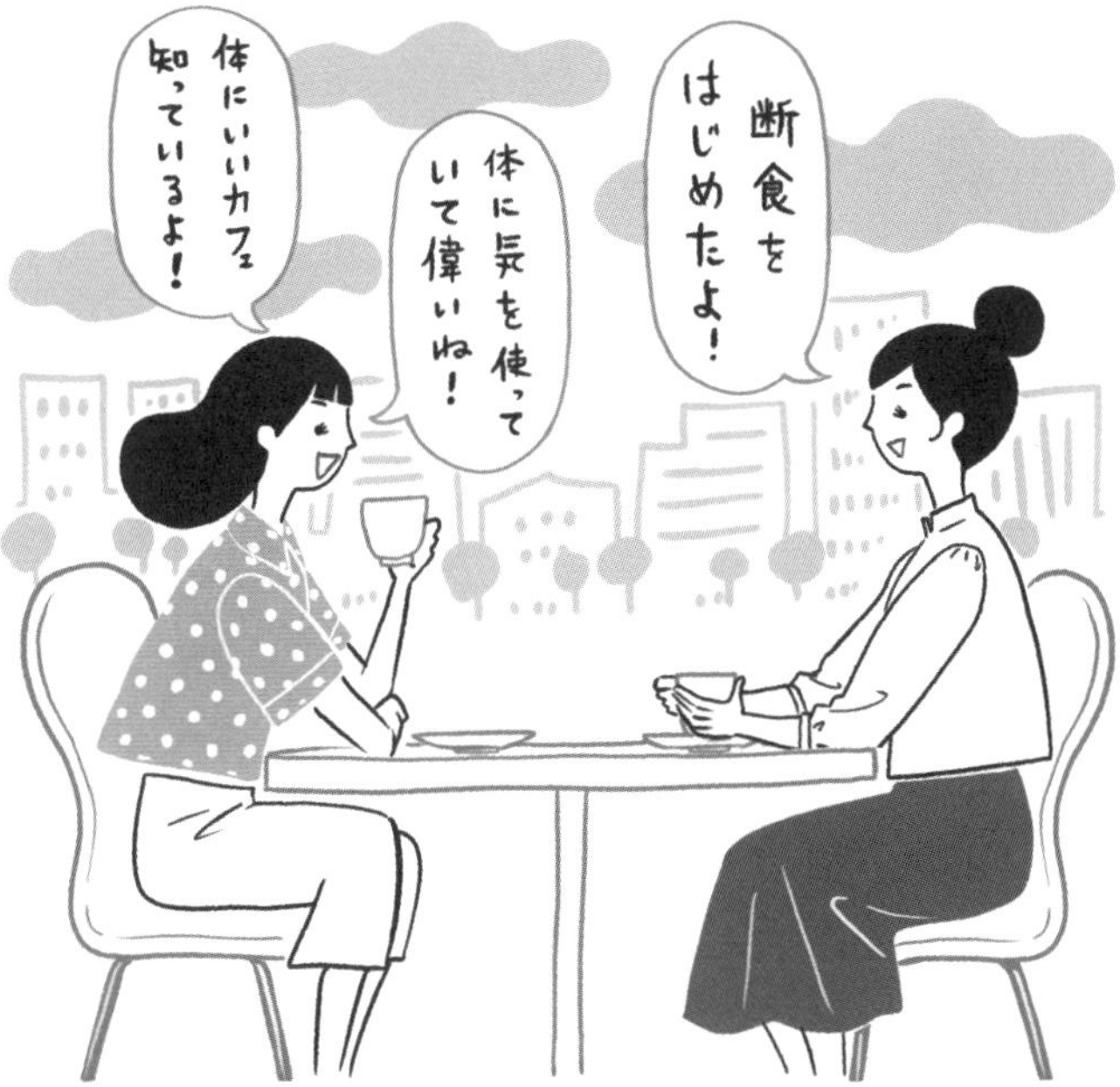
断食をはじめたよ！
体に気を使っていて偉いね！
体にいいカフェ知っているよ！

心理学の効果を利用して行動を実現させる

断食をはじめたことを思い切って周囲に宣言してみましょう。恥ずかしいと尻込みする人がいるかもしれませんが、これは「一貫性の法則」という心理の働きを活用したテクニックです。人は一度言葉にしたことは実行に移そうとします。すると、多少のプレッシャーを持ちながら、断食をがんばれるようになるのです。

宣言の利点はほかにもあります。周りの人が断食について応援してくれたり、理解を示してくれたりすることです。例えば、一緒に食事に行く際、行く場所に気を使ってくれたり、食事を断るにしても相手もすんなり納得してくれたりします。

秘訣①で自分をほめてあげてと言いましたが、他人からもほめられる方が、モチベーションの上がり方もまったく違います。ぜひお試しあれ。

断食を成功させる秘訣④小さな一歩

Point

- いきなり高い目標に飛びつこうとはしない
小さなステップを登って大きなゴールにたどり着く

- 「やってみようかな」ぐらいの気持ちで踏み出してみる
16時間断食からチャレンジ。1回だけやってみよう

- ルールに縛られないでいい。12時間断食でもいい
できたところから徐々にレベルアップして自信を付ける

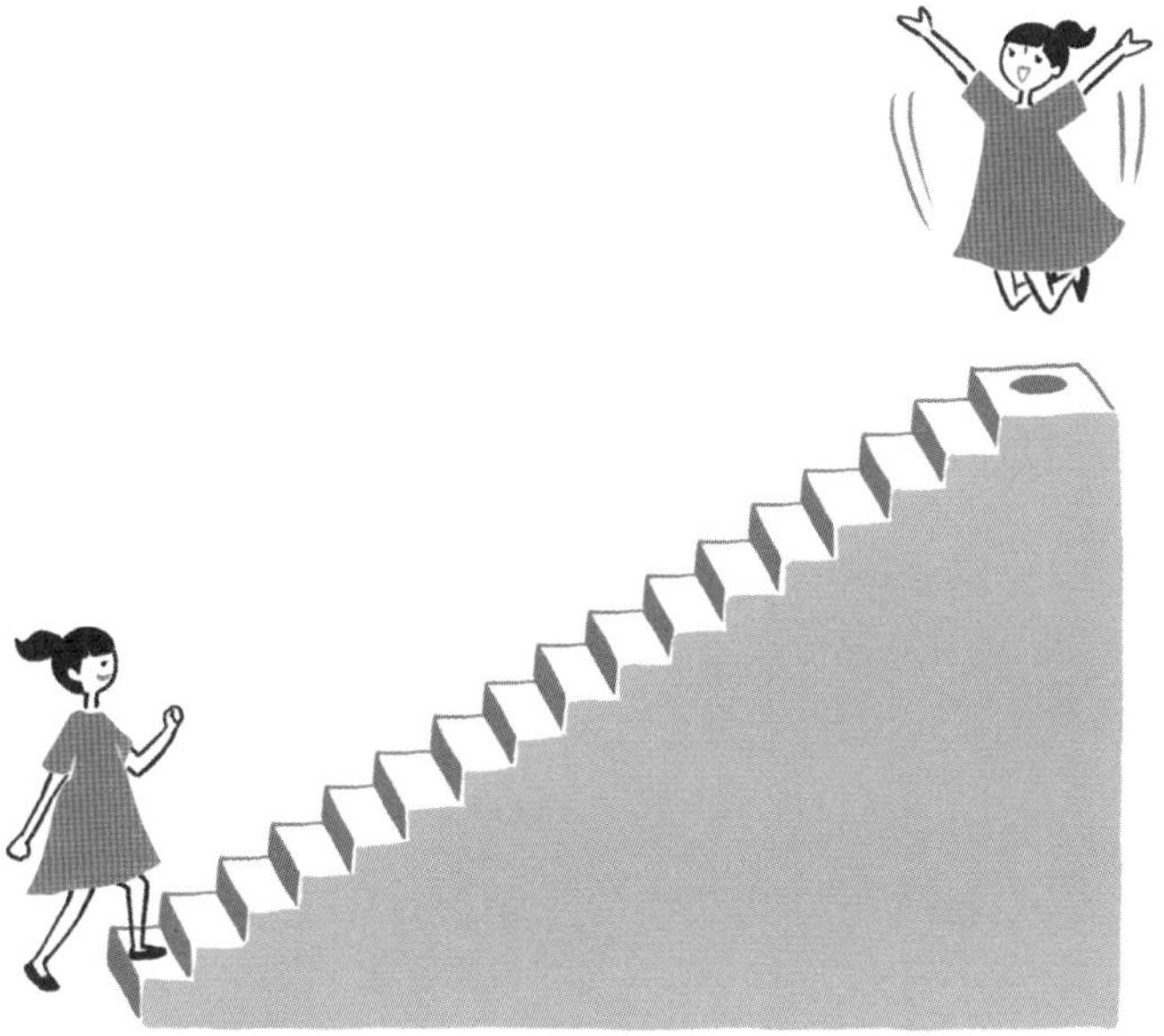

大きな目標は、小さな目標と成功体験を積み重ねるのが成功への近道。

はじめの一歩は小さく少しずつステップアップ

自力で断食をやり抜くことに自信がない人は、断食道場といった施設に出かけて、急に数日間の断食を行います。でも、それはとても標高の高い山を一歩でいきなり登ろうとするくらい極端なこと。自分一人でやらない分、成功することはしますが、断食が特別な行為になって長続きしません。

断食が全く初めての人は、16時間断食を1日だけやってみましょう。16時間が1回でもできたら16時間断食を何回か続けてみて、次は1日断食に挑戦する。

そうして、少しずつ断食に心と体を慣れさせて、断食の期間や頻度を上げ、最終的には3日断食を継続的に行えるようにする。このように、徐々にステップアップしながら行う方が、安全かつ効果的に断食を達成することができます。

断食を成功させる秘訣⑤断食後の心

Point

- 断食後は、食生活だけでなく普段の生活も見直せる
今までの悪い習慣をリセットできる絶好の機会

- 断食が終わると食事や生活ががらりと変わり良質なものに
断食後の過ごし方で断食が成功したかどうかが決まる

- 体だけではなく心もリセット。前向きな気持ちのまま
過ごすことで断食の効果を長続きさせられる

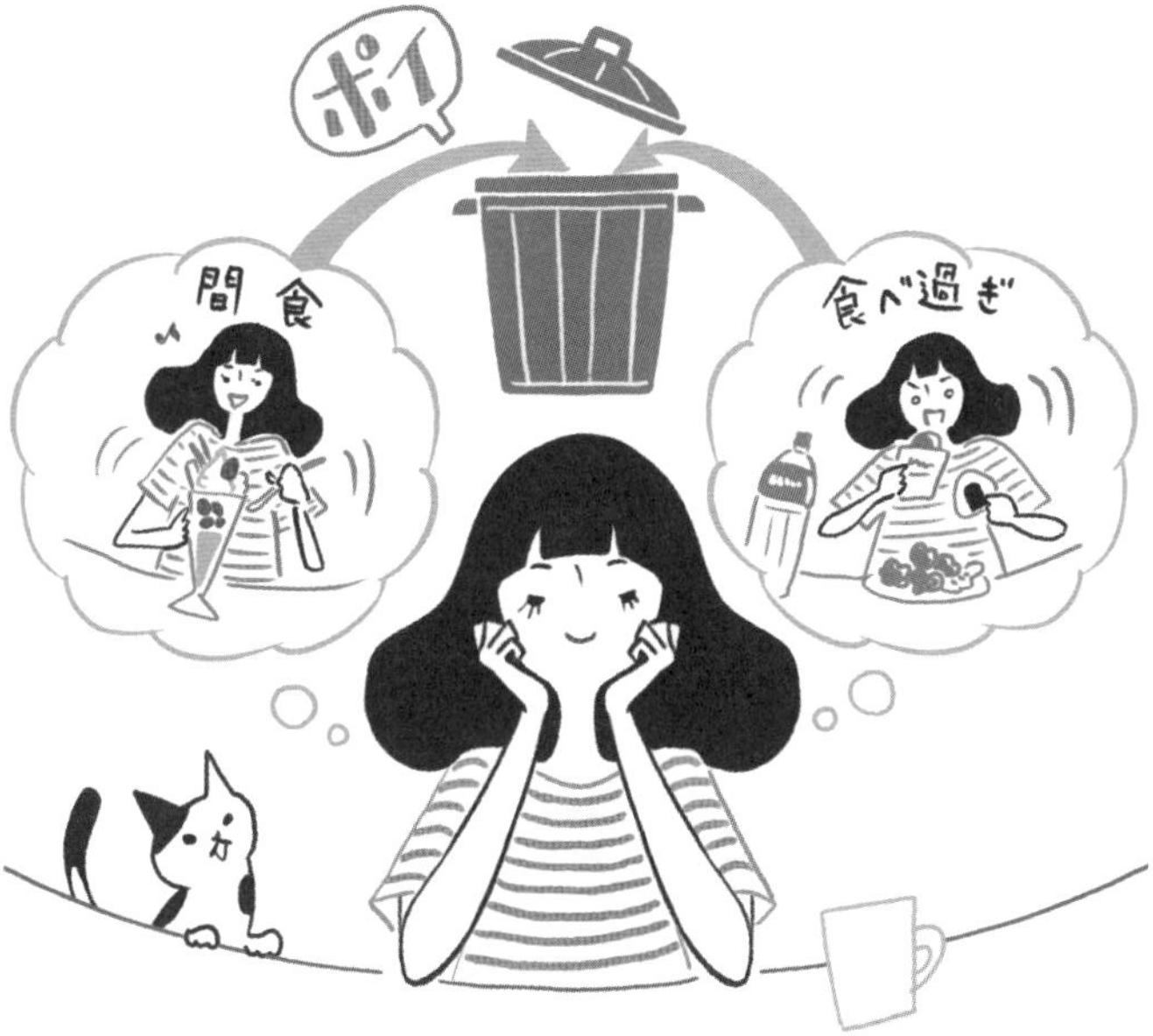

大切なのは断食後の食事や生活のあり方

断食のいいところは、今までの悪い習慣を断ち切り、マインドもリセットできる点です。そのため、断食後にどのように過ごすのかが、断食のよし悪しを決めているといっても過言ではありません。

断食後は食べ過ぎや間食が減ったり、バランスのいい食事を好んだりと、食生活が自然と変わります。夜ぐっすり眠れて、朝も心地よく目覚めるようになり、生活にメリハリもついてきます。このように、断食によって食生活や普段の生活が改善するので、それをずっと維持できるかどうかが、とても大事になります。

自分に自信が付き、気持ちも前向きになるなど、マインドも切り替わります。もろもろリセットした後にいい日々を積み重ねられるよう、新しい生活をはじめるつもりで過ごしてみてくださいね。

断食後に維持したいライフスタイル

Point

- 食べ過ぎや間食を避け、体にいい食事を腹八分で終わらせる。食べ物もよくかんでゆっくり味わって食べるようにする

- 疲れにくい体で仕事やプライベートが充実してくる。オンとオフの切り替えをうまく行い自分の時間を楽しむ

- 体の整理整頓だけでなく物の整理整頓もしたくなる。余計な物を捨てて必要ないものは買い込まない生活を

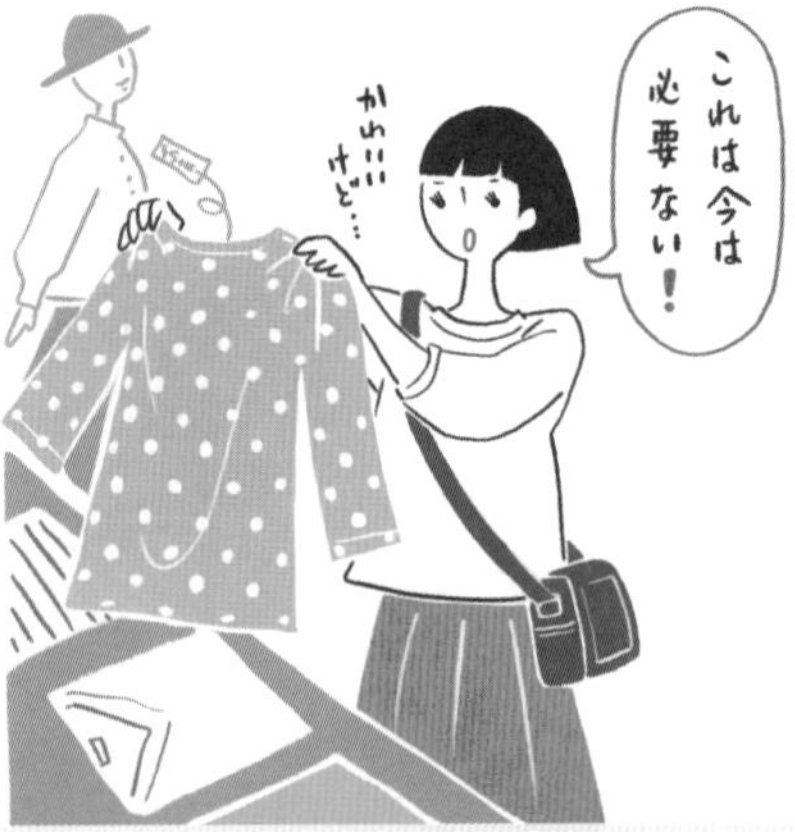

断食後に維持したい心の変化

Point

- 「幸せホルモン」のセロトニンが分泌され精神が安定する
イライラせずストレスも溜め込まなくなる

- 自信が付いてポジティブシンキングになれるのでいろいろなことに挑戦したくなる

- 思考がクリアになり集中力が上がる
新しいアイデアが浮かびやすく頭が冴えてくる

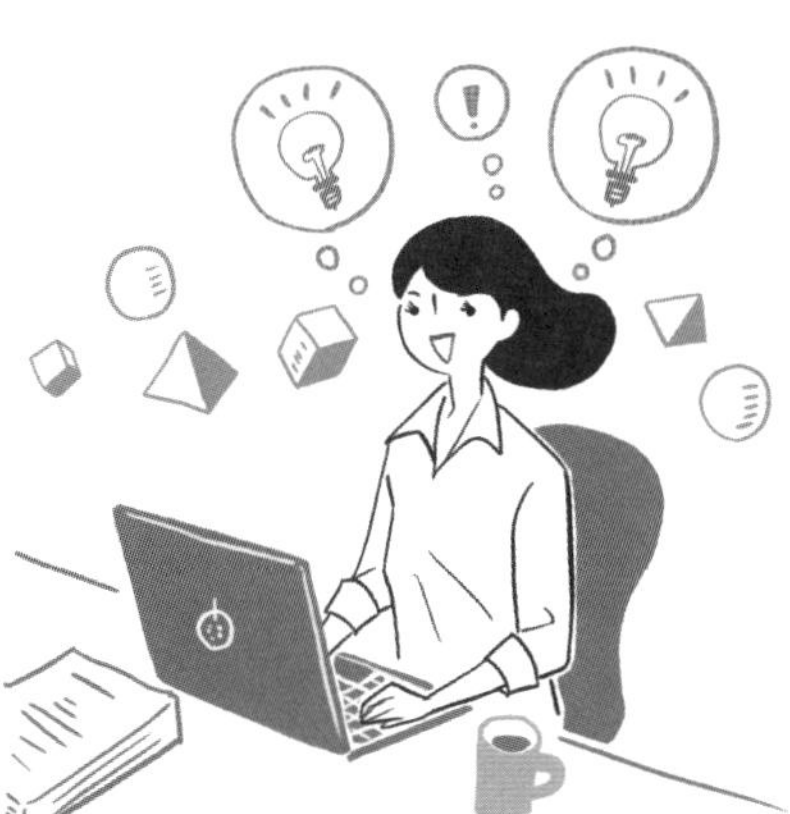

Point

断食しやすい日を見つけるコツ

- 食事の予定がない&仕事が忙しくない期間に断食当日~準備期間・回復期間を設ける(連休がオススメ)

- ホルモンバランスの関係から不安定になる生理中・生理前は避ける。生理後に行うとよい

- 体の排出力、解毒力、「デトックスの力」が高まる新月のタイミングに合わせてやるのもオススメ

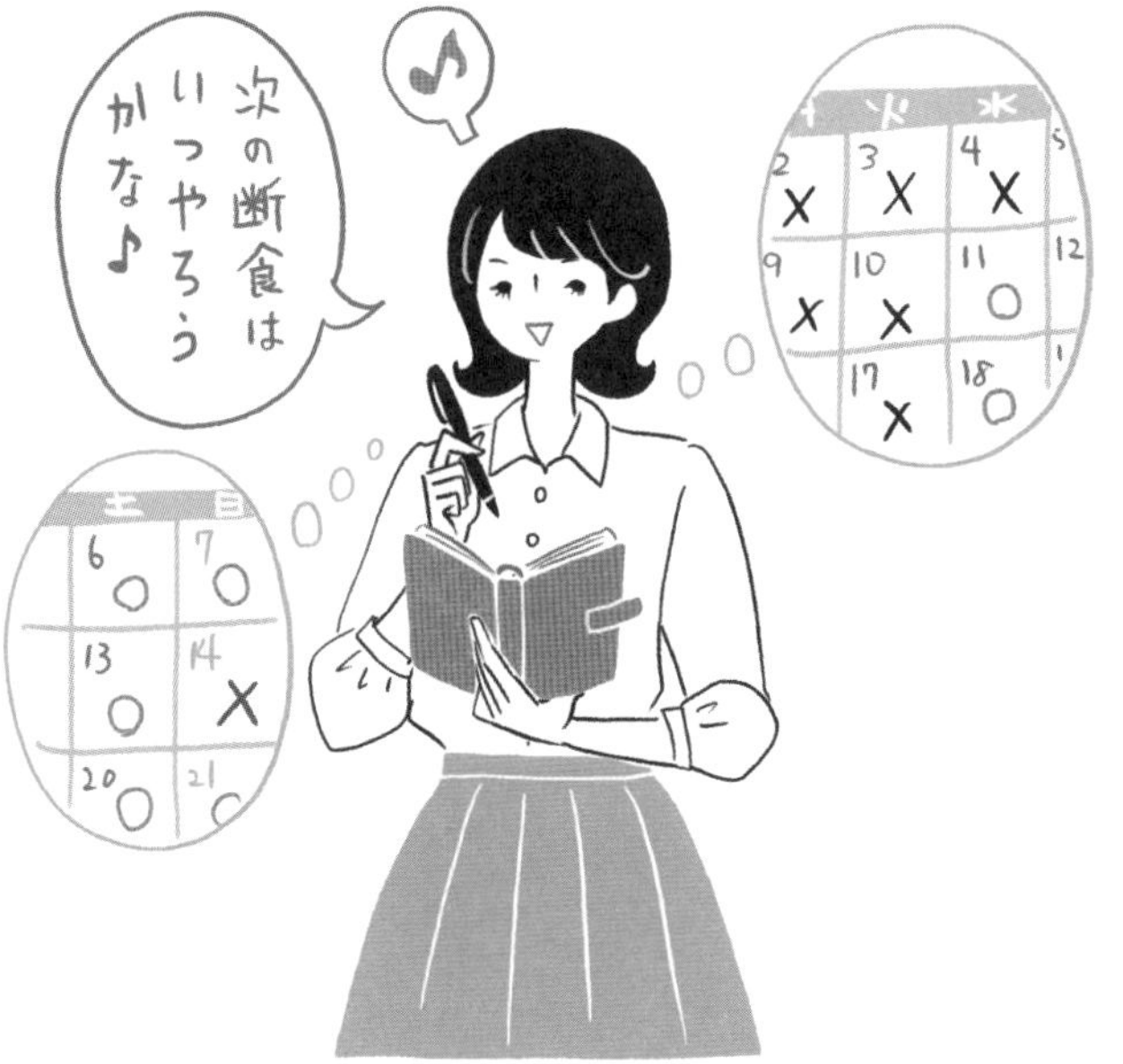

断食最適日は人それぞれ自分で見つけよう

断食しやすい日程を選ぶことも成功の秘訣です。断食の日程を組む際に意識してもらいたい点がいくつかあります。まずは、断食をする日の前後に、家族や友人との食事のスケジュールが入っていないかどうかです。また、断食前後の準備期間と回復期間もチェックです。そこも会食の予定や仕事の詰まり具合などを確認します。

断食初日は、好転反応（めまいや吐き気）や体のだるさが出ることもありますので、スケジュールがタイトにならないよう調整しておきましょう。回復食初日も体が通常の状態に戻る前なので、なるべくゆったりできる日に。

女性の場合は、生理のタイミングも大切。ホルモンバランスの不安定な生理中に断食を行うと、イライラしやすく体重もなかなか落ちないものです。

断食を成功させる生活スタイル①

Point

- 比較的いつも同じ時間に寝て、同じ時間に起きるなど睡眠時間を決まった時間分、しっかりととれている
- 食事、睡眠、仕事、入浴と生活のリズムを作れている。不定期な生活ではなく、メリハリをつけて暮らしている
- シャワーだけで済ませてしまうのではなくちゃんと湯舟に浸かり体を芯から温めている

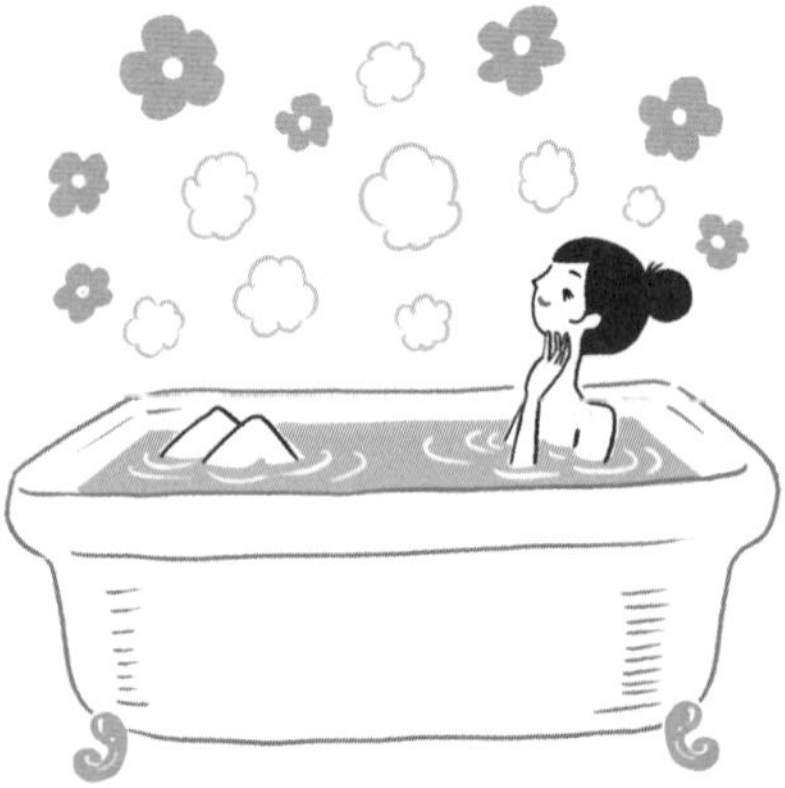

断食を成功させる生活スタイル②

Point

- ジョギングやヨガなどの軽い運動を日頃から行う
エレベーターやエスカレーターを避けて歩くのもＯＫ

- 意識して朝日を浴びている
（体内時計がリセットされる）

- 公園を散歩するなど自然と触れ合う時間をとる

- ストレスを解消させる自分なりの方法があり
ストレスを溜め過ぎない

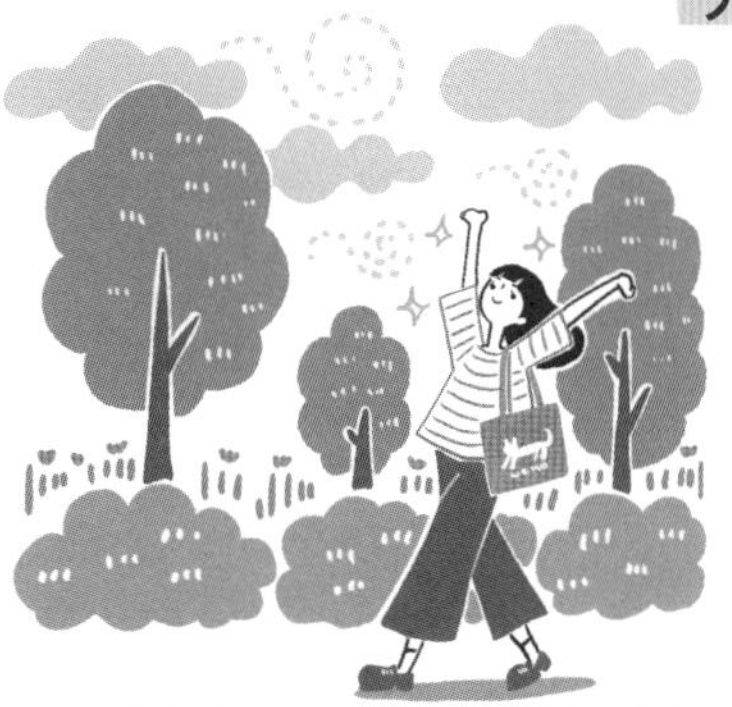

自然のリズムに合わせた生活へ

Point

- 生活リズムを自然の流れに整えることが断食の効果をアップさせ、その効果を持続させる
- 日々の暮らしが自然のリズムと合っていないと体のリズムも崩れ、また不健康に戻ってしまう
- 自分たちは自然の中で生きていることを意識断食後はそういった気付きを得られ、生活も整う

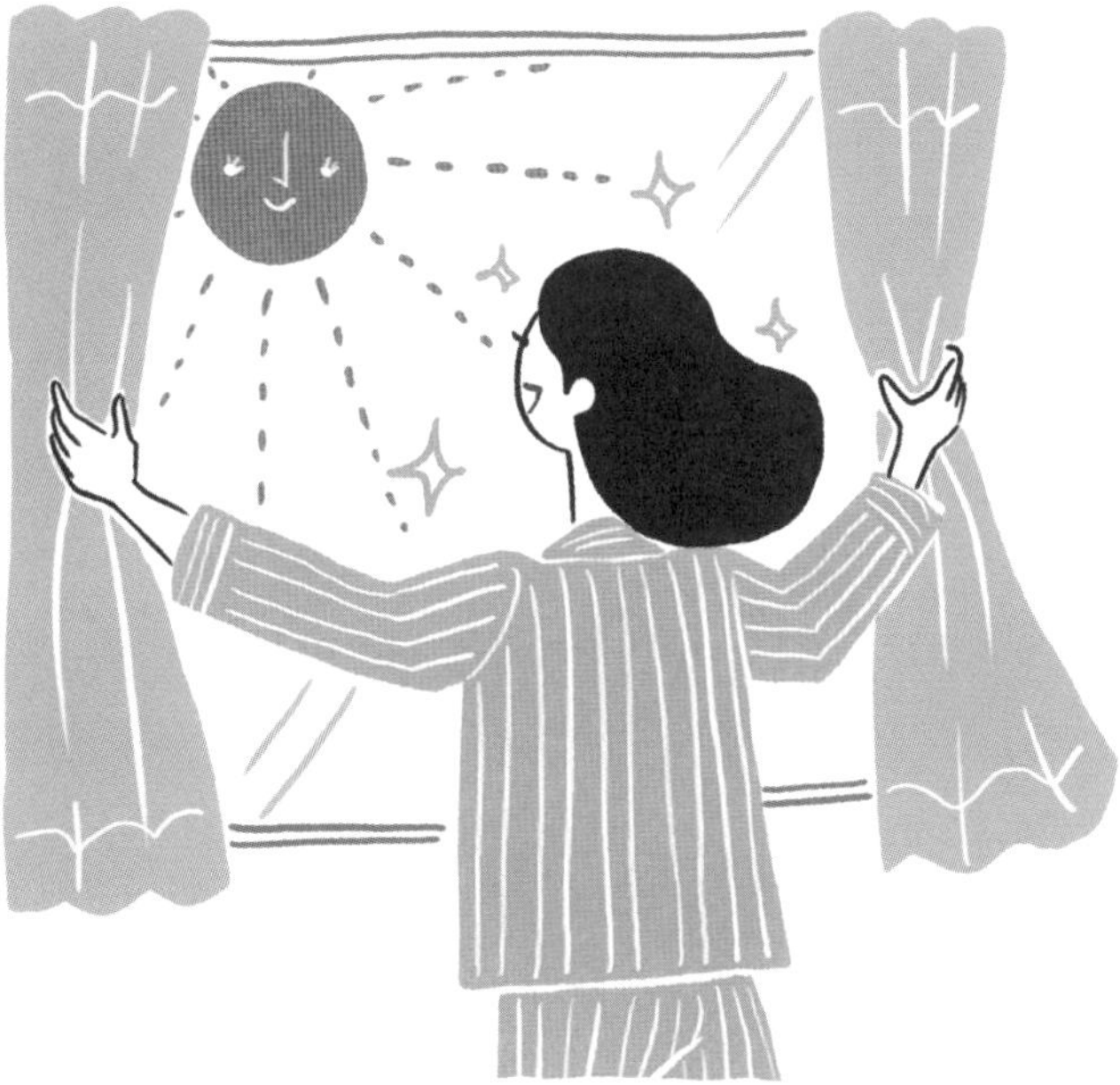

生活リズムの見直しをしていこう

断食の効果を高め維持していくために必要なことは、生活リズムを自然の流れに沿った形に整えることです。私たちは鳥や虫などと同じ動物であり、自然の中で生きています。自然のリズムに合わせて過ごすと、自律神経も整い、体の調子もよくなります。

朝は起きたらカーテンを開いて朝日を浴びます。朝日を浴びることで、体の中の体内時計がリセットされて自律神経も整います。夜は寝る1～2時間前にはスマートフォンを閉じて部屋の明かりを落としてぐっすり眠ります。

「そんな快適な暮らしができたら……」と理想のように思うことはありません。断食後は自然とそういう心持ちになり、こういった暮らしを選択するようになります。

断食していない時も意識する

Point

- 現代人は空腹になる前に何か食べてしまう傾向にある
- お腹がグーと鳴ることが減ってしまっている

- 朝、目が覚めた時にちゃんとお腹が空いている？
- お昼の時間、お腹が空いてから食事をしている？

- 断食の期間だけ空腹を意識するのではなく
- 断食期間以外も空腹を作れているか意識するべき

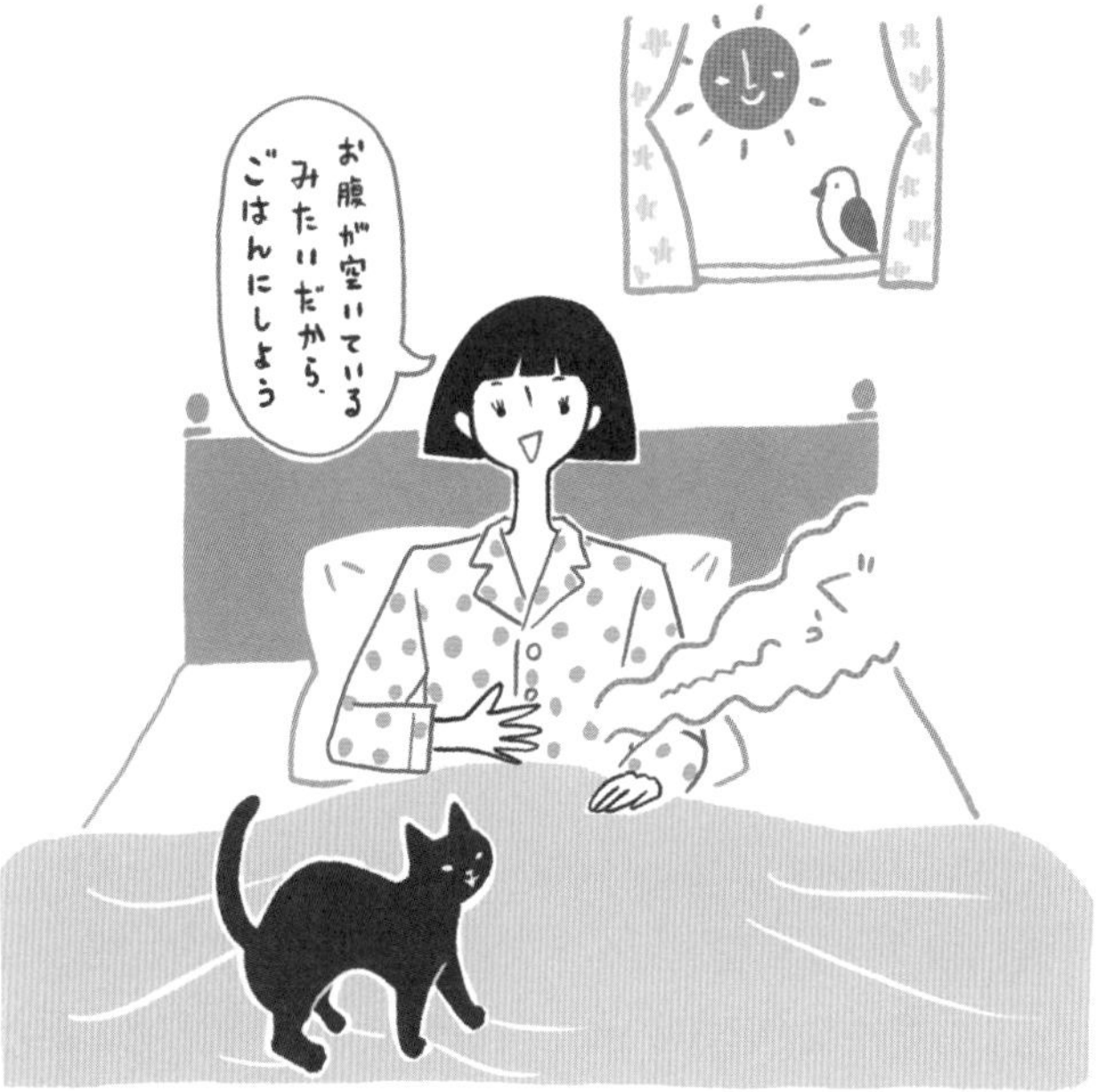
お腹が空いているみたいだから、ごはんにしよう

常日頃から空腹を感じられるような体に

断食のもっとも重要な点は、空腹状態を作ることにあります。人類はこれまで、満腹というよりは、飢餓の歴史をたどってきました。そのため、そもそも体は飢餓に対してある程度、対応できるようになっているのです。

しかし現代、食べ物があふれるようになると、食べ過ぎてしまい、私たちの胃は食べ物の消化に追い付かなくなってしまっています。

あなたはお腹が空く前に何か食べてしまっていませんか？　断食がもたらす空腹が、体によい影響をもたらすことは、もうご存じですよね。断食が終わって回復食も済ませて、数日経った後もぜひ、この空腹を意識してみましょう。こうしたことを断食期間以外に意識するだけでも、ダイエットや健康効果は十分ありますよ。

COLUMN 3

ミネラルファスティング®をやってみよう

断食中はおかゆや味噌汁を食べる、 サプリメントを摂る、 ご飯（白米）を食べるなど、 さまざまな断食法があります。

ここで、 ミネラルファスティングというやり方をご紹介したいと思います。 これは杏林予防医学研究所の山田豊文先生が提唱している断食法です。 断食専用のドリンク（MANA 酵素・KALA 酵素）を飲みながら断食を行います。これは、必要最低限のエネルギーと体の代謝が高まる栄養素を摂取できる飲み物です。

断食を行った際の体の変化（生体反応）まで科学的に理解した上で作られている酵素ドリンクは少ないのですが、 ミネラルファスティング専用ドリンクはそういった理論に基づいて作られています。

より安全に断食を行いたい、 より効果の高い断食をやりたいと考えている人は、 ミネラルファスティングにもチャレンジしてみてくださいね。

Kimagure Danjiki

PART

4

私が断食をはじめたワケ

最後に私のお客様の実体験談をご紹介します。

皆さんいろいろな理由で断食をはじめましたが、 きっと共感できる人がいるはず。 参考にしてみてください。

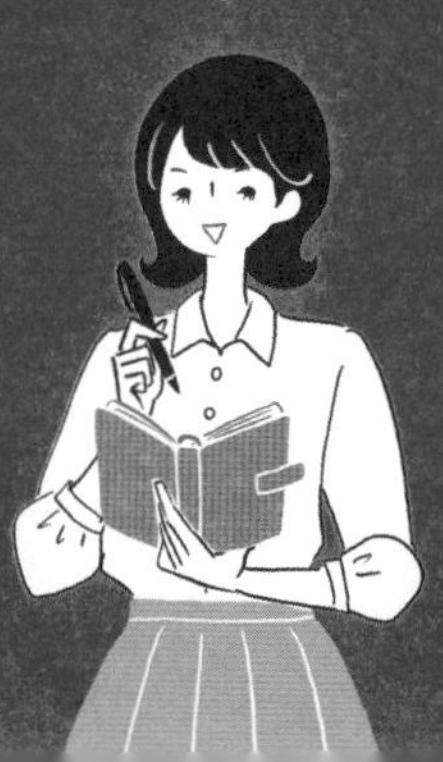

16時間断食と1日断食Wで6キロ減

○食べることでストレスを発散していたTさんは（50代女性）、ダイエットのため断食に興味を持ちます。農作業という肉体労働に加えて家事・育児もある日々で、断食を成功させた理由は何だったのでしょう。

ストレスで暴飲暴食そんな自分を変えたくて

長野県で高原野菜農家を営むTさんは、日々の農作業に加え、子育てや家事にも奮闘。日々を追われるように過ごしていました。その忙しさからくるストレスを解消させるために、食事やお菓子の量が増えていき、体重が落ちない自分の体型に悩んでいました。

「体重を落としたいけど、何をしたらいいかわからなかった」と語るTさん。インターネットで紹介されているダイエット商品をやみくもに購入しそうになることも、しばしばあったそうです。

そんな時、メンタリストのDaiGoさんが16時間断食を紹介した動画を見て、「1日1・2食を抜くくらいなら、私にもできそう」と感じ、断食に興味を持ちます。そして、私のところへカウンセリングの相談に来たのです。

Tさんの断食前／後の変化

	BEFORE	AFTER（10ヶ月後）
体重（身長153 cm）	58.5キロ	52.5キロ
健康	体重とともにコレステロール値も上がっていた	コレステロール値が改善。かかりつけ医がほめてくれた
普段の生活	毎日の農作業と家事、子育てに追われる日々。毎日ぐったりしていた	朝ごはんを食べないので朝の時間が充実した
食事	ストレスが溜まり食事で発散していた。甘いものやジャンクフードをよく食べていた	健康的な食事を好むようになり、ジャンクフードは自然と食べたいと思わなくなった
マインド	忙しさに追われてイライラしていた	自分に自信がついて前向きに物事を考えられるようになった

16時間食べない方法なら私でもできそうと決意

Tさんは農作業と子育てを両立する生活のため毎日多忙。そんな忙しい中でも体型を維持したいという願いを聞いて、16時間断食を提案しました。

8時間は2食食べてよいので、空腹感を感じることなく続けられたそうです。食事時間はコントロールしやすい生活パターンであったため、16時間断食を毎日して、順調に体重が減少しました。

私はTさんを見て、1日断食も合わせることで、より体重が減少するだろうと提案しました。そうして、16時間断食を1ヶ月ほど続けた後に、1日断食にも挑戦することになりました。

少し不安そうなTさんでしたが、実際にやってみて、1日断食も難なくクリア。16時間断食で先に体を慣らしていたので、1日断食も思った以上にスムーズに進んだようです。

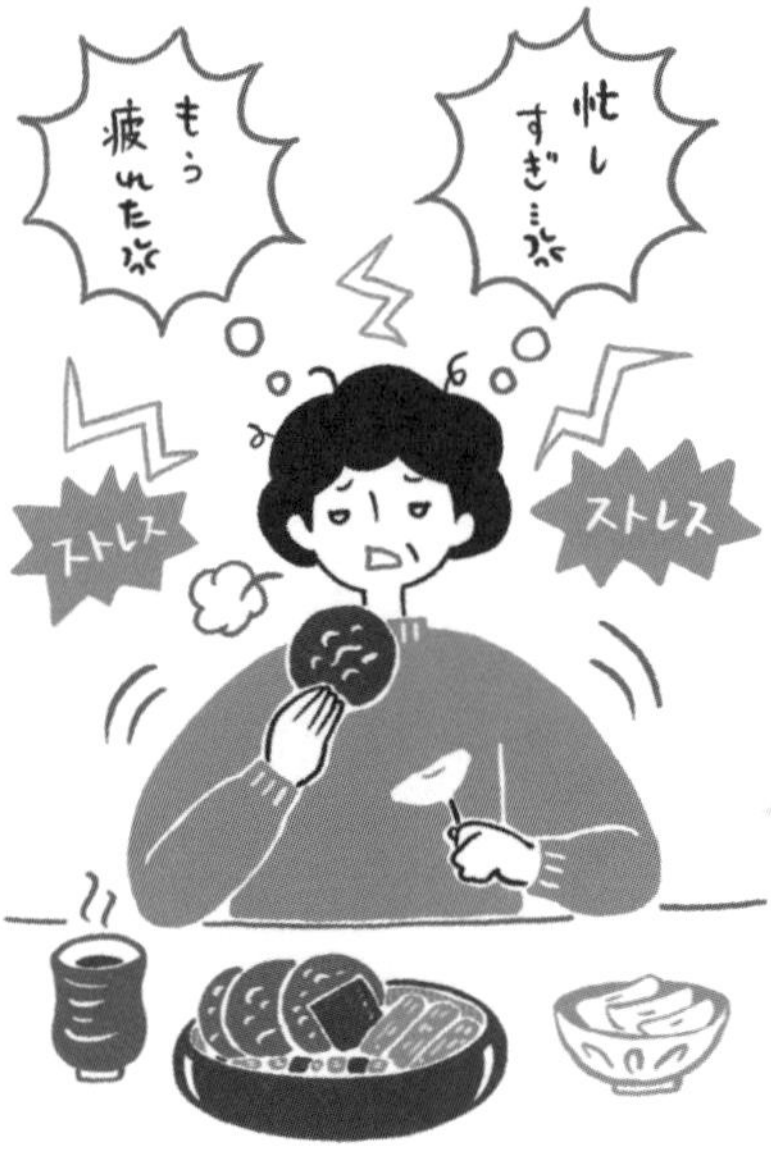

BEFORE
の
Tさん

農作業の仕事や家事、育児に毎日休む間もなかった。そのストレスをお菓子やジャンクフードを食べることで発散する日々……

体重減量だけではなく健康になり食生活も変化

Tさんは一家の主婦。自分は断食をしつつも、家族の食事を用意しないといけません。でも、「家族の食事を作るときの味見は娘にお願いしました」と語る表情は、辛そうではなく楽しそうでした。

順調に毎日の16時間断食に加え、月1回の1日断食を続け、Tさんは着実に体重を落としました。はじめて10ヶ月後にはマイナス6キロまで！　はじめてから1年以上経った今も、体重はキープできているとのことです。当然リバウンドもなし。

うれしい効果は体重だけではありません。肥満度を表す体格指数ＢＭＩが26から22・6まで減り、コレステロールの値も改善。人間ドックを受けた際に、医師から「どんなダイエットをしたの？」と驚かれたと言います。健康効果もあったのです。さらには、食生活も変わりました。

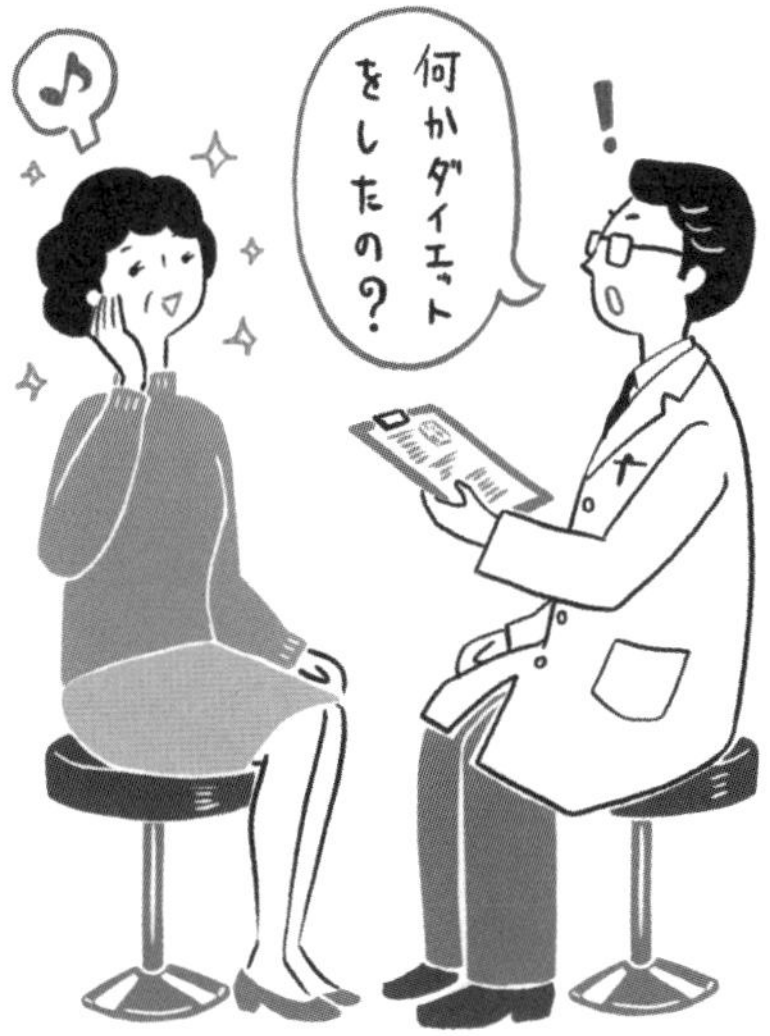

AFTER
の
Tさん

忙しさは変わらないのに余裕が出てきた。ダイエットに成功しただけではなく、生活やマインドも変わってくるなんて！

自分のペースで気ままに断食を進められる毎日

「断食後は体の内側がきれいになるイメージがあるので、ジャンクフードやお菓子を、昔ほど食べたいとも思わなくなりました」と語ります。

断食のタイミングは「気まぐれ」。忙しい時期は無理をせず、1~2ヶ月に1度の頻度で行っています。「ここのところ、なまけていて体重が増加してきたな」と思った時に、断食をするのだそう。

「16時間断食は、毎日忙しない私に合っていました。1日で食べていい時間があるから辛くなく、家族と食事を摂ることもできるので、続けてこれました。娘は一緒に夕食をしないと寂しがってしまうんです」と言います。「1日断食も好きな時でいいと言われたので気楽でした。娘が学校や塾で帰りが遅い日にこっそりやっています」と笑顔で語る姿が印象的でした。

結婚式前の断食！ダイエット＆体質改善が実現

セラピストのＫさん（30代女性）は結婚式前にダイエットとして断食を決行。アレルギー体質にも悩んでいましたが、断食で減量だけでなく体質改善効果も得て、最高の結婚式を迎えました。

結婚式の3ヶ月前人生最大の体重に

Ｋさんは結婚式の3ヶ月前に、相談でいらっしゃいました。Ｋさんは仕事を辞めていて活動量が落ち、間食も増えていたことから、退職後半年で体重がプラス5キロも。体脂肪率は7％増え、今までで一番、体型が崩れてしまったそうです。

実は、前職で酵素ドリンクの販売をしていたため、断食のことは知っていたそうです。16時間断食も経験済み。でも、やり方が悪かったせいか、成果を全く感じられなかったと語ります。

この機会に断食をしっかりと行って、理想の体で結婚式を迎えたい。そんな強い想いを伺い、結婚式までの時間も限られていたので、3日間以上の断食を提案しました。すると、なんと5日間の断食をやってみたいとのお返事。私の全面サポートのもと5日間の断食への挑戦がはじまりました。

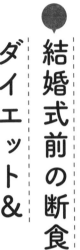

Kさんの断食前／後の変化

	BEFORE	AFTER（断食後）
体重（身長152 cm）	53.5 キロ	48.0 キロ
健康	アレルギー体質で花粉症とジンマシンに悩んでいた	花粉症と犬アレルギーが改善。薬の量も減っていった
普段の生活	結婚式前の準備が思うように進まなかった	結婚式の段取りもスムーズに決まり、無事式を挙げられた
食事	料理はできるけど、あまり積極的に取り組まなかった	毎日一汁三菜のメニューを手作りするようになり、料理が楽しくなった
マインド	うまくいかないことがあると、他人に不満やイライラを感じていた	気持ちが前向きになって、穏やかに過ごせるようになった

断食中は好転反応との戦いだった

Kさんは料理好きなこともあって、断食の準備食は自分で作っていたそうです。準備食はばっちりと思ったところ、断食1日目に足のまわりにジンマシンが出てきました。いわゆる好転反応です。

もともとアレルギー体質で、普段から疲れるとジンマシンが出る体質だったため、気にせず過ごしましたが、これが2日、3日目も続きました。事前のカウンセリングで好転反応について知っていたおかげで、不安になることはなかったものの、なかなか寝付けずに夜を過ごしたそうです。

そこでKさんは、結婚式の披露宴で痩せた自分をイメージしながら、めげずに断食を続けました。すると、5日目にはジンマシンも引き、無事、断食を終えました。結果、体重が5・5キロ落ち、ウエストはなんとマイナス11センチに。

BEFOREのKさん

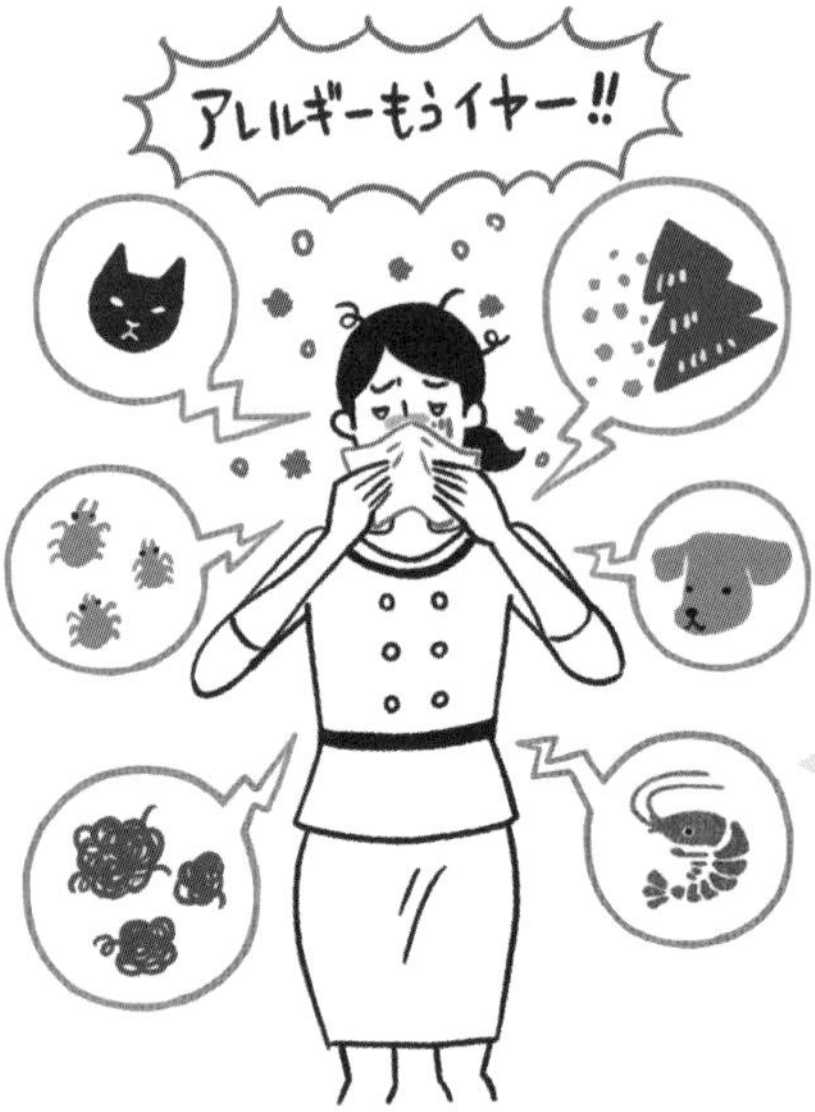

普段から疲れが溜まると、ジンマシンが出てしまうアレルギー体質。花粉症にも悩んでいた……

体質改善にも効果があった！

断食中は水様便が出て、腸の中がスッキリしてデトックスを実感できたと、Kさんはうれしそうに語っていました。

Kさんの断食効果はダイエットだけではありませんでした。アレルギー症状が改善されたのです。断食後にアレルギー検査を行ってみたところ、もともとあった犬アレルギーがなくなっていました。好転反応が強く出たことを考えると、体内から老廃物が排出され、免疫機能が正常化したことが関係しているのだと思われます。

また、毎年悩まされていた花粉症も年々、症状がよくなっていると振り返ります。Kさんは断食が、体質改善に効果があったことを体感しました。ジンマシンも、2回目の断食以降は出ることがなくなったそうです。

AFTERのKさん

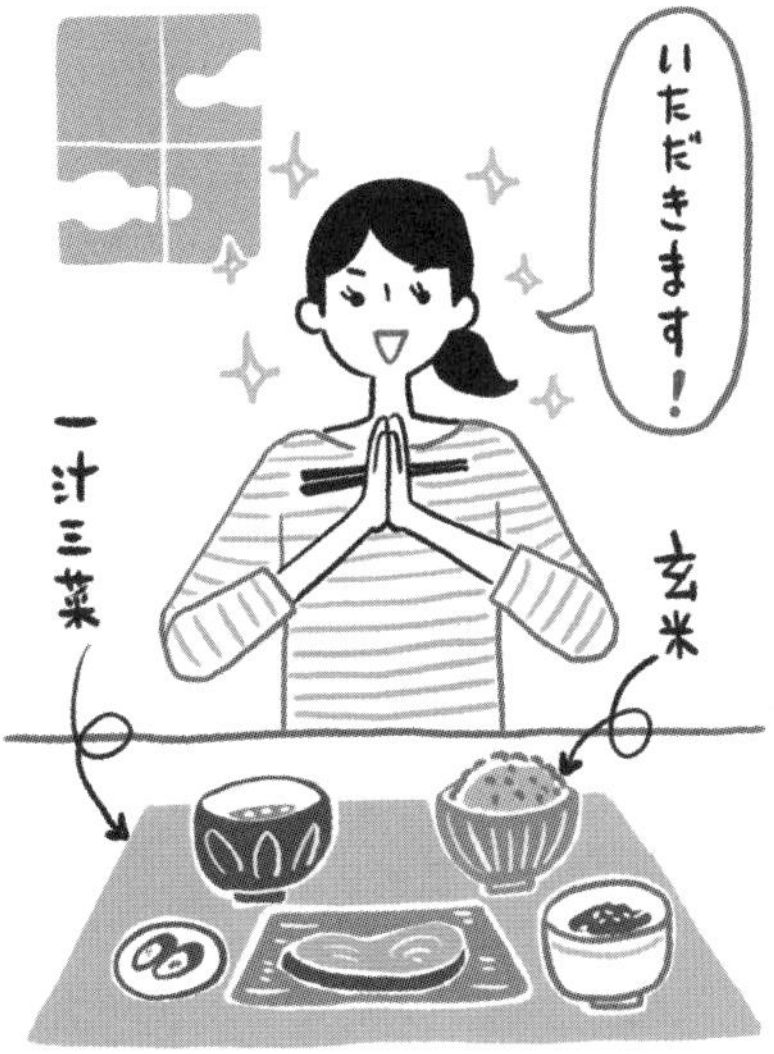

アレルギー体質が改善しただけではなく、普段の食生活も変わった。一汁三菜を基本とした和食を楽しみながら自炊しています♪

普段の食生活も意識が変わった

断食で見事、理想の花嫁姿になれたKさんは、今も断食を続けています。断食は気が向いた時にやればいいというアドバイスから、今は1日断食をやりたいと思った時に行っているそうです。また、食生活が崩れた時、暴飲暴食が続いて胃が疲れてしまった時には、3日断食をして体をリセットしています。

Kさんは断食の日程を決めると、「水をしっかり飲む」「食材はなるべくいいものを選ぶ」「食べ過ぎない」と、自然とよい食生活を意識するようにもなるそうです。初回で好転反応が起きてしまったKさんは断食に取り組む際、「断食後はこんな姿に」「こんな気持ちに」という具体的なイメージを持つことでモチベーションを上げています。そうすると、気持ちも前向きになるのだとか。

新婚時の体重へ戻そう！夫婦で断食

○外資系アニメーション会社に勤務するSさん（40代男性）は、いろいろなダイエットの失敗経験者。運動量が減り、減量したいという強い思いから、効果の高い3日断食に挑戦してみました。

体の内側から変えられる断食に興味

Sさんは会社勤務でデスクワークの日々。運動する機会も減り、年々増える体重を減らしたいと考えつつも、さまざまなダイエットに取り組んでは、継続できず断念、という繰り返しでした。

そんな時、知人が断食をやっていると聞いて気になり、私のもとへ相談に来ました。断食について話を聞くうちに、単なる減量だけではなく、体内から変われるという点に惹かれます。しかし、断食は辛そうだし、自分にできるのか不安。それでも「痩せたい」「体から悪い物を出してスッキリしたい」という希望は強くありました。

Sさんには基礎疾患やアレルギーなどなかったため、私がカウンセリングからフォローアップまで丁寧なサポートをするということで、効果の高い3日断食を行うことにしました。

Sさんの断食前／後の変化

	BEFORE	AFTER（断食後）
体重（身長176 cm）	70.5キロ	66.0キロ
健康	眠っても疲れが抜けなかった。体が重かった	体がスッキリして、頭も冴え渡るようになった。仕事もバリバリ進められる
普段の生活	組織のマネジメントで心も身体もすり減らし、ストレスも溜まっていた	頭がクリアになって朝の目覚めもよし。仕事も気持ちよく進む
食事	食べるものは気にしなかった。ダイエットも続かなかった	使う食材を気にした和食中心の生活へ。子どもへの食育も心がけるようになった
マインド	日々の仕事のストレスで心から疲れた状態だった	心が穏やかになって自分を大切にできるようになった

初めての断食体験で3日断食に挑戦

Sさんは、仕事のスケジュールを踏まえて、木・金・土曜日に3日断食を行いました。お休みの日曜日にゆっくり回復食を摂れるように。

準備食と回復食のやり方は奥さんにも共有し、和食やおかゆを準備してもらいました。奥さんも断食には興味を示して、旦那さんの減量に期待をしながら手伝ってくれたそうです。

断食1日目は少し空腹感もありましたが、順調に過ごせました。2日目に排便があり、体の中が空っぽになった感覚を初めて体感したそうです。

こうしてSさんは無事、3日間の断食を終えました。驚いたことが3つあったとおっしゃいます。1つ目が1回の断食で体重が4・5キロ減ったことです。3日間でこれだけの減量は、がんばった成果があったと言えます。

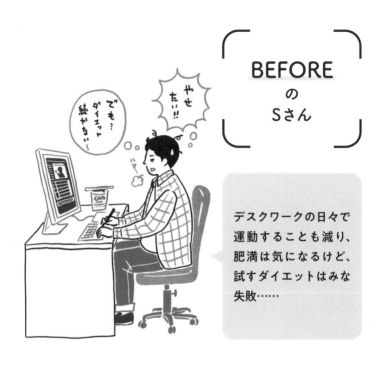

BEFORE のSさん

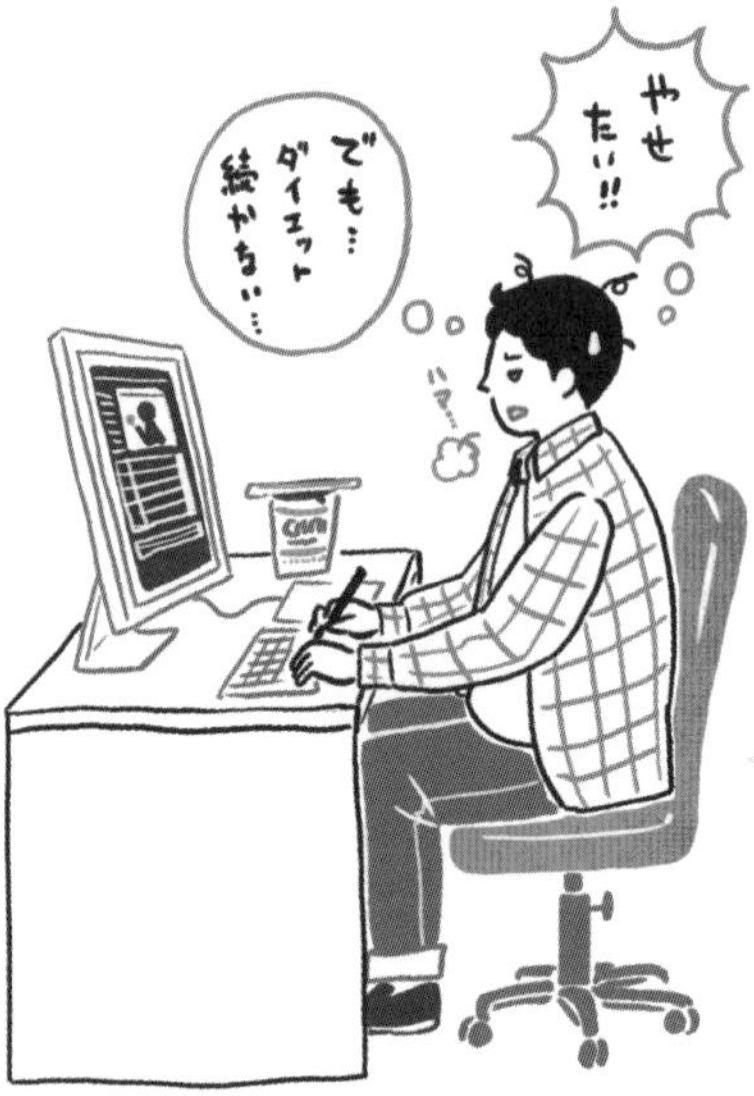

デスクワークの日々で運動することも減り、肥満は気になるけど、試すダイエットはみな失敗……

ダイエットだけではなく生活にも変化が起きた

驚いたことの2つ目が、体の中がスッキリしたという感覚を得られたこと。体内のありとあらゆるものを体外に出したことを体感でき、自分の体に無理をさせていたことにも気がついたそうです。

3つ目は仕事の効率が上がったこと。それまで朝起きても疲れが残っているような感覚でしたが、断食後は、目覚めがよくなり頭もクリアに。体が変わっただけでなく、仕事もうまくいったことで、自己肯定感もアップ。ダイエット以外のうれしい効果が盛りだくさんなSさんでした。

そんな旦那さんの姿を見て、奥さんも3日断食にチャレンジ。すると、奥さんも体重が3キロほどダウン！　お互い結婚当初の体重に戻せたと、うれしい報告をいただきました。今も年に数回、気が向いた時に断食を行っています。

AFTERのSさん

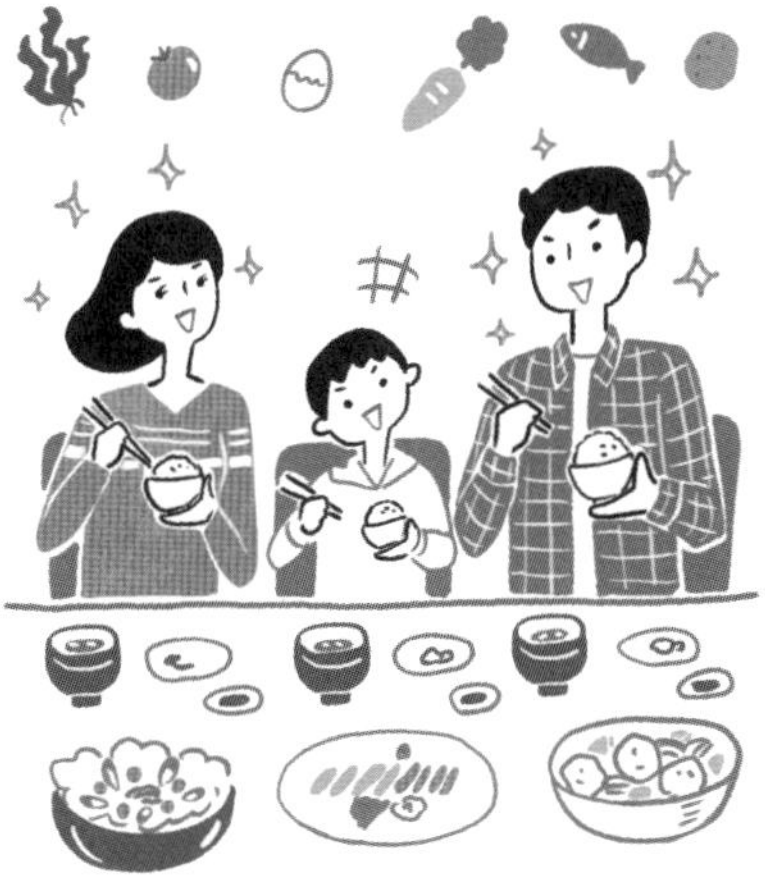

痩せた旦那さんに刺激され、奥さんも断食に挑戦！　子どもの食事も気にかけるようになった

子どもへの食意識もがらりと変わった

今までのSさんのダイエットは、インターネットで調べた見よう見まねのものばかり。でも今回は、専門家のアドバイスを受けながらだったので、安心して取り組めたと言います。

「気まぐれでいい」という点も、プレッシャーなく続けられた理由だとか。夫婦二人で断食をし、お互い理解し合った点も継続の秘訣でした。

「断食で食べ物のありがたさを痛感しました」と振り返るSさん。この感覚を家族で共有できたことで、玄米を選ぶ、食用油を気にするなど、健康的な食事内容に一新。さらには、子どもへ食事の大切さを伝える食育の意識も芽生えたそうです。

断食を通じて食卓が健康的に改善されると、その後のリバウンドも起きにくくなり、健康を保つことが容易に。とてもいい意識の変化です。

血糖値が大改善！主治医も驚く断食の成果

○血糖値が高めで薬を飲んでいるHさん（50代女性）。さまざまなダイエットに高額を費やしてきましたが、そんな生活はもうイヤ！　そんな思いから断食に挑戦したところ……。

一生ダイエットを続けたくないから

保険の営業職をしているHさんは、とあるダイエットサロンの置き換えダイエットに取り組んでいました。

年齢とともに血糖値が上がってきて、糖尿病の薬も服用しています。「血糖値の改善のために」、そう思い、さまざまなダイエットに取り組んできましたが、どれもうまくいかず。

「私はダイエットに一体いくら使えばいいんだろう。今の置き換えダイエットも一生続けなくちゃいけないのかしら？」そんな不安を抱いていた時、私のところに相談にいらっしゃいました。

お話を伺い、糖尿病の薬を飲んでいることを踏まえて、食事指導と3日断食をセットでサポートさせてもらえないか提案して、ダイエットをスタートしました。

Hさんの断食前／後の変化

	BEFORE	AFTER（3ヶ月後）
体重（身長151 cm）	54.0キロ	51.7キロ
健康	血糖値の数値が高く、HbA1cは最大8.7%	HbA1cは6.6%まで減少。主治医も驚くほどの改善
普段の生活	糖尿病のため、薬を飲み通院していた	体の変化で健康意識が芽生える。体の調子もよく、活力のある生活を送れている
食事	毎週ダイエットサロンに通い、置き換えダイエットをするも結果が出なかった	自然と和食を好むようになり、間食も何を食べるか意識
マインド	一生ダイエットし続けるの？とモヤモヤしていた	体重の増減に一喜一憂することもなくなり、自然体でいられるようになった

終わりが見えるから最後までがんばれた

食事指導を1ヶ月ほど続けた後、3日断食へ挑戦することに。断食することをまず主治医に相談し、服用している薬を断食期間中は止めることを納得した上で、断食をはじめました。準備食は「まごはやさしいわ」を意識しながら和食を食べ、いざ3日間の断食です。

便秘に悩むHさんは、初日からお腹がゆるくなりトイレに駆け込むことが多かったそうです。普段の血糖値が高いため、空腹感もより強く感じ、初日は少し辛かったと振り返ります。「3日間で終わるから」そう言い聞かせ過ごしました。

2日目の朝は目覚めがよく、午後にはお腹も回復。空腹感もおさまり、時間が経つにつれ、どんどんと体がスッキリする感覚に。そして、回復食はそばと野菜を中心に摂りました。

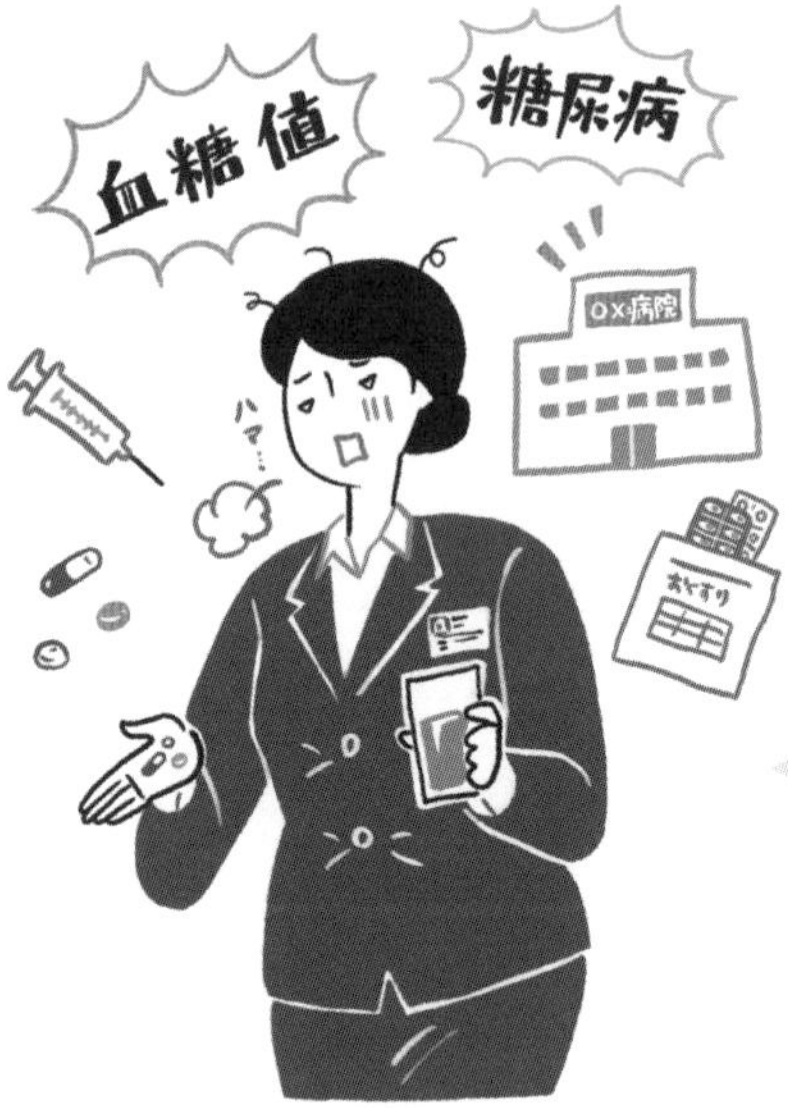

BEFORE の Hさん

血糖値が高めで糖尿病の薬を飲んでいた。痩せたくてダイエットをやっていたけど、一生続く気がしていた……

変わった3つの意識 普段の食事を大切に

断食の結果、もちろん減量に成功しましたが、それよりも、大きな意識の変化が3つあったとHさんは語ります。

1つ目は、普段の食事に気を付けるようになったこと。「普段の食事こそ体を作る大切なものだった」「自分の体に入れるものに気を付けることは、自分自身を大切にすることだ」と考えを改めます。おやつに無糖のヨーグルトなどを選ぶようになり、和食も大好きになりました。

2つ目はスーパーで無駄なものを買わなくなったこと。今までは冷蔵庫をいっぱいにしないと不安だったHさん。今は必要なものだけ購入するようになり冷蔵庫の中身もスッキリ。

3つ目は体重の数値に一喜一憂しないマインドを手に入れたことです。

AFTERのHさん

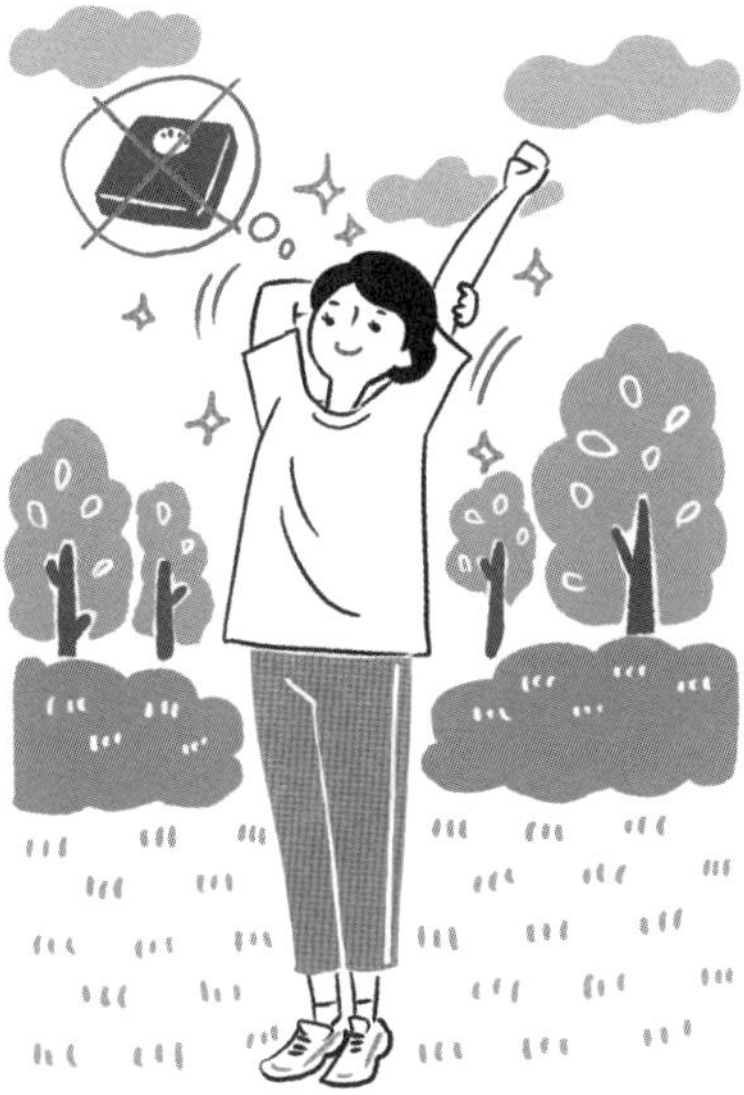

血糖値の数値が改善！体重が増えても減っても、それが自然と、体重計を気にしなくなった

体重計に振り回されなくなった

今までは数百グラム増えるだけで落ち込んでしまいましたが、体は常に変化していることを体感。「体は移り変わるものだから体重が増減するのも当然。体重が増えたら戻せばいい」。そう思えるようになりました。

無事、食事指導と断食を終えたHさんは、3ヶ月に一度の糖尿病の定期検査へ。すると、主治医の先生はびっくり。ヘモグロビンA1cが最高値の時は8・7％もありましたが、断食後の検査では6・6％まで改善（正常値は6・0％未満、6・5％以上で糖尿病予備軍）。「無理なダイエットでもしたの？」と主治医の先生から聞かれたそうです。

こうして、薬の量を減らせたHさんは、断食を通じて「私は私のままでいいと思えるようになった。自然体になれた」と、うれしそうでした。

COLUMN 4

歴史上の偉人も断食をしていた？

人の病気は食べ過ぎと質の間違い。断食こそ健康の維持と回復の為に飛び抜けて適した方法である

ピタゴラス
（紀元前582年～紀元前496年）

古代ギリシアの数学者で哲学者。宇宙は数的な調和によって秩序づけられていると考え、万物の根源を数であるとし、のちの数学界に影響を与えた。

満腹が原因の病気は空腹によって治る。月に一度断食をすれば病気にならない

ヒポクラテス
（紀元前460年頃～紀元前370年頃）

古代ギリシアの医者で哲学者。病気を祈祷や呪術で治療していた古代ギリシア時代に、科学的な医学を創始したことから、「医学の父」と呼ばれている。

すべての薬で一番よいのは、休息と断食だ

ベンジャミン・フランクリン
（1706年～1790年）

アメリカの政治家、外交官。アメリカ独立宣言の草案者でもある。植民地時代のアメリカで菜食主義を支持した一人といわれる。

エジプト人の健康と若さのもとは、月に3日間の断食を行うことにある。それゆえエジプト人は、世界の中で一番健康である

ヘロドトス
（生没年不詳）

古代ギリシアの歴史家で「歴史の父」の異名を持つ。エジプトの習慣や文化を深く追究した。

断食で治らない病気は医者でも治せない

（ドイツのことわざ）

断食はメスを使わない手術である

（フランスのことわざ）

腹八分に病なし、腹十二分に医者足らず

（日本のことわざ）

終わりに

これまで栄養士として、さまざまな人のダイエットや健康管理についてアドバイスをしてきました。常に意識していることは、「QOL（生活習慣の質）が少しでも高まるように」「食卓が少しでも明るく楽しいものになるように」ということです。皆様が力むことなく、楽しみながら断食を行い、素敵な体験と素敵な健康習慣を身に付けられることを切に願っております。

最後にここまで読んでいただいた読者の皆様、PART 4でインタビューに応じてくれた皆様、いつも断食指導のサポートをしてくださるファスティングマイスター学院の皆様、いつも支えてくれている家族・友人・お客様に感謝申し上げます。

禾乃登る頃　石川威弘

石川 威弘（いしかわ たけひろ）

パーソナル栄養士。一般社団法人分子整合医学美容食育協会ファスティングマイスター学院調布支部長。専属栄養士としてお客様の体の悩みを聞き、ファスティングと食事指導で悩みの解決をする手伝いをしている。お客様一人一人と寄り添いながら、その人にあった食生活を提案。ファスティング（断食）のサポートやオンラインダイエットプログラムを運営。

公式サイト　https://iyasaka-table.com/

参考文献

『アーユルヴェーダ食事法 理論とレシピ』香取薫・佐藤真紀子　径書房／『新しい調理学』学建書院／『カラダを考える東洋医学』伊藤剛　朝日新聞出版／『基礎栄養学』建帛社／『「空腹」こそ最強のクスリ』青木厚　アスコム／『70代現役医師が実践する12時間断食』石原結實・石原新菜　笠原出版社／『粗食のすすめ』幕内秀夫　東洋経済新報社／『断食力で脳と体が若返る』山田豊文　大洋図書／『なぜ、一流の人は「集中力」が1日中続くのか?』南雲吉則　KADOKAWA／『脳がよみがえる断食力』山田豊文　青春出版社／『ファスティングマイスター検定公式テキスト vol.5』一般社団法人　分子整合医学美容食育協会

気まぐれ断食

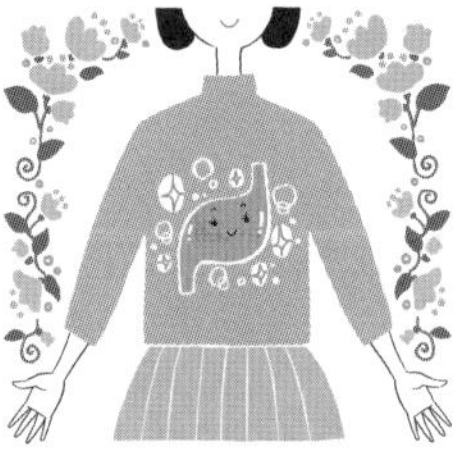

2021年10月27日　初版第1刷発行

著者　石川　威弘

発行者　小川　淳
発行所　SBクリエイティブ株式会社
〒106-0032東京都港区六本木2-4-5
営業03(5549)1201
装幀　Q.design(別府 拓)
本文デザイン　Q.design(別府 拓、深澤祐樹)
組版　G.B.Design House
校正　大木孝之
編集　北村耕太郎
編集協力　坂尾昌昭、中尾祐子(株式会社G.B.)
イラスト　刈屋さちよ
制作協力　一般社団法人　分子整合医学美容食育協会

印刷・製本　株式会社シナノ パブリッシング プレス

本書をお読みになったご意見・ご感想を下記URL、QRコードよりお寄せください。

https://isbn2.sbcr.jp/12375/

ISBN 978-4-8156-1237-5

気まぐれ断食DIARY

「16時間断食」「1日断食」「2日断食」「3日断食」と、4つのスタイルの「気まぐれ断食」をスムーズに行うための書き込み式ダイアリーページです。ちゃんと記録することも成功・継続の秘訣です。

書き方の例（16時間断食の場合）

日時	8／13（水）
体重	45 kg
体脂肪率	30 %
断食した時間	16時間（前日18時から当日10時まで）
食事内容（断食中）	酵素ドリンク2杯
食事内容（断食していない時）	10時 ・玄米のおかゆ1杯 ・味噌汁 ・オレンジ 1個 15時 ・玄米ご飯1杯 ・味噌汁 ・ヨーグルト ・焼き魚
感想や気が付いたこと	・酵素ドリンクがおいしくて、思ったよりも空腹が辛くなかった！ ・断食後の味噌汁がとても味わい深く感じた。

- 日時：断食をした日付を記入。
- 体重・体脂肪率：体重と体脂肪率を記入。同じ時間に測るようにしましょう。
- 断食した時間：何時から何時まで断食したか記入。
- 食事内容：食べたものを、分量から書き込みましょう。16時間断食以外では、間食したもの（なるべく避ける）も書いておきましょう。
- 感想や気が付いたこと：断食中や断食後の感想、気が付いたことを何でも書きましょう。体の変化でも反省でも何でも構いません。

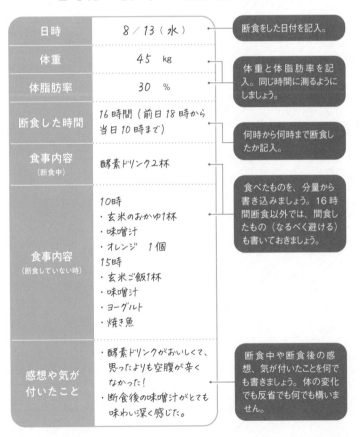

3 Days Danjiki

3日断食

日程	準備食 ／　（　）	準備食 ／　（　）	断食日 ／　（　）	断食日 ／　（　）
体重	kg	kg	kg	kg
体脂肪率	%	%	%	%
朝食	軽めの食事	軽めの食事	酵素ドリンク、水、塩のみで過ごす	酵素ドリンク、水、塩のみで過ごす
昼食	軽めの食事	軽めの食事		
間食（なるべく避ける）				
夕食	軽めの食事	軽めの食事 （20時までに済ませる）		
感想や気が付いたこと				

※「軽めの食事」は「まごはやさしいわ」の食材を（P95 参照）
※「消化によい食事」は、おかゆやスムージーなど

断食日	回復食	回復食	回復食
／　（　）	／　（　）	／　（　）	／　（　）
kg	kg	kg	kg
%	%	%	%
酵素ドリンク、水、塩のみで過ごす	消化によい食事	消化によい食事	消化によい食事
	消化によい食事	消化によい食事	軽めの食事
	消化によい食事	軽めの食事	軽めの食事（20 時までに済ませる）

3 Days Danjiki

3日断食

日程	準備食 ／　（　）	準備食 ／　（　）	断食日 ／　（　）	断食日 ／　（　）
体重	kg	kg	kg	kg
体脂肪率	%	%	%	%
朝食	軽めの食事	軽めの食事	酵素ドリンク、水、塩のみで過ごす	酵素ドリンク、水、塩のみで過ごす
昼食	軽めの食事	軽めの食事		
間食（なるべく避ける）				
夕食	軽めの食事	軽めの食事 （20時までに済ませる）		
感想や気が付いたこと				

※「軽めの食事」は「まごはやさしいわ」の食材を（P95 参照）
※「消化によい食事」は、おかゆやスムージーなど

断食日 ／　（　）	回復食 ／　（　）	回復食 ／　（　）	回復食 ／　（　）
kg	kg	kg	kg
%	%	%	%
酵素ドリンク、水、塩のみで過ごす	消化によい食事	消化によい食事	消化によい食事
	消化によい食事	消化によい食事	軽めの食事
	消化によい食事	軽めの食事	軽めの食事 (20 時までに済ませる)

2 Days Danjiki

2日断食

<table>
<tr><th>日程</th><th>／　（　）</th><th>準備食
／　（　）</th><th>断食日
／　（　）</th></tr>
<tr><td>体重</td><td>kg</td><td>kg</td><td>kg</td></tr>
<tr><td>体脂肪率</td><td>%</td><td>%</td><td>%</td></tr>
<tr><td>朝食</td><td rowspan="4">好きな食事でOK</td><td>軽めの食事</td><td rowspan="4">酵素ドリンク、水、
塩のみで過ごす</td></tr>
<tr><td>昼食</td><td>軽めの食事</td></tr>
<tr><td>間食
（なるべく避ける）</td><td></td></tr>
<tr><td>夕食</td><td>軽めの食事
（20時までに済ませる）</td></tr>
<tr><td>感想や気が
付いたこと</td><td></td><td></td><td></td></tr>
</table>

※「軽めの食事」は「まごはやさしいわ」の食材を（P95 参照）
※「消化によい食事」は、おかゆやスムージーなど

回復食	準備食	断食日	回復食
／　（　）	／　（　）	／　（　）	／　（　）
kg	kg	kg	kg
%	%	%	%
消化によい食事	軽めの食事	酵素ドリンク、水、塩のみで過ごす	消化によい食事
軽めの食事	軽めの食事		軽めの食事
軽めの食事	軽めの食事（20 時までに済ませる）		軽めの食事

2 Days Danjiki

2日断食

		準備食	断食日
日程	／　（　）	／　（　）	／　（　）
体重	kg	kg	kg
体脂肪率	%	%	%
朝食	好きな食事でOK	軽めの食事	酵素ドリンク、水、塩のみで過ごす
昼食		軽めの食事	
間食（なるべく避ける）			
夕食		軽めの食事（20時までに済ませる）	
感想や気が付いたこと			

※「軽めの食事」は「まごはやさしいわ」の食材を（P95 参照）
※「消化によい食事」は、おかゆやスムージーなど

回復食 ／　（　）	準備食 ／　（　）	断食日 ／　（　）	回復食 ／　（　）
kg	kg	kg	kg
%	%	%	%
消化によい食事	軽めの食事	酵素ドリンク、水、 塩のみで過ごす	消化によい食事
軽めの食事	軽めの食事		軽めの食事
軽めの食事	軽めの食事 （20 時までに済ませる）		軽めの食事

1日断食

1 Day Danjiki

	準備食	断食日	回復食
日程	／　（　）	／　（　）	／　（　）
体重	kg	kg	kg
体脂肪率	%	%	%
朝食	軽めの食事	酵素ドリンク、水、塩のみで過ごす	消化によい食事
昼食	軽めの食事		軽めの食事
間食（なるべく避ける）			
夕食	軽めの食事（20時までに済ませる）		軽めの食事
感想や気が付いたこと			

※「軽めの食事」は「まごはやさしいわ」の食材を（P95 参照）
※「消化によい食事」は、おかゆやスムージーなど

日程	準備食 ／　（　）	断食日 ／　（　）	回復食 ／　（　）
体重	kg	kg	kg
体脂肪率	%	%	%
朝食	軽めの食事	酵素ドリンク、水、塩のみで過ごす	消化によい食事
昼食	軽めの食事		軽めの食事
間食（なるべく避ける）			
夕食	軽めの食事（20 時までに済ませる）		軽めの食事
感想や気が付いたこと			

1 Day Danjiki

1日断食

日程	準備食 ／　（　）	断食日 ／　（　）	回復食 ／　（　）
体重	kg	kg	kg
体脂肪率	%	%	%
朝食	軽めの食事	酵素ドリンク、水、塩のみで過ごす	消化によい食事
昼食	軽めの食事		軽めの食事
間食（なるべく避ける）			
夕食	軽めの食事（20時までに済ませる）		軽めの食事
感想や気が付いたこと			

※「軽めの食事」は「まごはやさしいわ」の食材を（P95参照）
※「消化によい食事」は、おかゆやスムージーなど

日程	準備食 ／　（　）	断食日 ／　（　）	回復食 ／　（　）
体重	kg	kg	kg
体脂肪率	%	%	%
朝食	軽めの食事	酵素ドリンク、水、 塩のみで過ごす	消化によい食事
昼食	軽めの食事		軽めの食事
間食 （なるべく避ける）			
夕食	軽めの食事 （20時までに済ませる）		軽めの食事
感想や気が付いたこと			

16 Hours Danjiki

16時間断食

日程	／　（　）	／　（　）	／　（　）
体重	kg	kg	kg
体脂肪率	%	%	%
断食した時間			
食事内容（断食中）			
食事内容（断食していない時）			
感想や気が付いたこと			

※「軽めの食事」は「まごはやさしいわ」の食材を（P95参照）
※「消化によい食事」は、おかゆやスムージーなど

日程	／　（　）	／　（　）	／　（　）
体重	kg	kg	kg
体脂肪率	%	%	%
断食した時間			
食事内容（断食中）			
食事内容（断食していない時）			
感想や気が付いたこと			

16 Hours Danjiki

16時間断食

※「軽めの食事」は「まごはやさしいわ」の食材を（P95 参照）
※「消化によい食事」は、おかゆやスムージーなど

日程	／　（　）	／　（　）	／　（　）
体重	kg	kg	kg
体脂肪率	%	%	%
断食した時間			
食事内容（断食中）			
食事内容（断食していない時）			
感想や気が付いたこと			